食べる投資

ハーバードが教える世界最高の栄養レシピ100

監修 満尾 正
米国先端医療学会理事／医学博士

料理 牧野直子
管理栄養士／料理研究家

はじめに

本書は、２０１９年12月に刊行した『食べる投資 ハーバードが教える世界最高の食事術』をもとに、食事メニューを中心にまとめられています。何を食べるべきか？　なんとなく理解しているけれど、具体的にどのような料理を食べれば良いのか、よく分からない。イメージしやすい本があれば、というご要望にお答えする形で企画されたものです。

体に良いといわれる食品や栄養サプリメントの情報が、あふれるほど出回っているのが現代社会です。あれもこれもと摂り過ぎることは、決して益のあることではありません。本書でまとめたレシピは、できるだけ多くの方々に利用していただける、シンプルなものを選びました。これらの中から、自分自身に合ったレシピを見つけていただければ幸いです。

前書でもお話しましたが、我々の体は、寿命という期限が限られた借り物です。いってみれば終身レンタカーのようなものです。レンタル期間中、この体をどのように扱うかは、本人次第。車のガソリンに相当するものが、日々の食事になります。適切な栄養素を摂ることができなければ、体は完璧に機能することができません。必要な栄養素を適量摂取し、有害なものはできるだけ摂らないようにする。シンプルですが、なかなか難しい生活習慣でもあります。

新型コロナウィルスの感染拡大にともない、今まで以上に食と健康について考える方が増えたと思います。また外食の機会も減り、料理を手作りすることが多くなったのではないでしょうか。本書がこうした時代の要求に沿うものであれば、お手伝いをさせていただいた一人として嬉しい限りです。

末筆ですが、皆様が食事を楽しまれ、元気な毎日を過ごされることを心からお祈り申し上げます。

2021年4月

満尾 正

もくじ

part 3 「食べる投資」になる昼食レシピ

part 4 「食べる投資」になる夕食レシピ

本書の見方

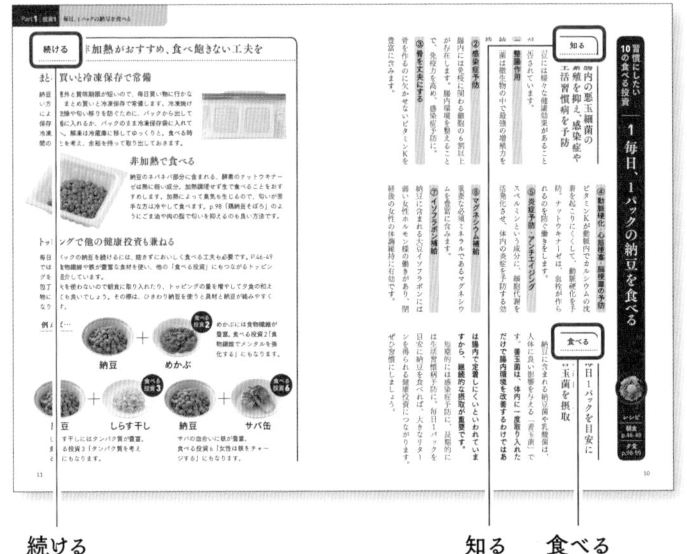
習慣にしたい10の食べる投資

1 毎日、1パックの納豆を食べる

知る

腸内の悪玉細菌の
殖を抑え、感染症や
活習慣病を予防

豆には様々な健康効果があること
されています。

整腸作用
菌は微生物の中で最強の増殖力を

②感染症予防
腸内には免疫に関わる細胞の6割以上が存在します。腸内環境を整えることで、免疫力を高め、感染症予防に。

③骨を丈夫にする
骨を作るのに欠かせないビタミンKを豊富に含みます。

④動脈硬化・心筋梗塞・脳梗塞の予防
ビタミンKが動脈内でカルシウムの沈着を起こりにくくして、動脈硬化を予防。ナットウキナーゼは、血栓が作られるのを防ぐ働きをします。

⑤炎症予防・アンチエイジング
スペルミンという成分に、細胞代謝を活発化させ、体内の炎症を予防する効

⑥マグネシウム補給
重要な必須ミネラルであるマグネシウムを豊富に含みます。

⑦イソフラボン補給
納豆に含まれる大豆イソフラボンには弱い女性ホルモン様の働きがあり、閉経後の女性の体調維持に有効です。

食べる

日1パックを目安に
玉菌を摂取

納豆に含まれる納豆菌や乳酸菌は、人体に良い影響を与える「善玉菌」です。**善玉菌は、体内に一度取り入れただけで腸内環境を改善するわけではあ**

は腸内で定着しにくいといわれていますから、継続的な摂取が重要です。

短期的には感染症予防に、長期的には生活習慣病予防に。毎日1パックを目安に納豆を食べれば、大きなリターンを得られる健康投資につながります。ぜひ習慣にしましょう。

レシピ 朝食 p.46-49 夕食 p.98-99

10

Part1 投資1 毎日、1パックの納豆を食べる

続ける

加熱がおすすめ、食べ飽きない工夫を

買いと冷凍保存で常備

外と賞味期限が短いので、毎日買い物に行かな
まとめ買いと冷凍保存で常備します。冷凍焼け
乾燥や匂い移りを防ぐために、パックから出して
に入れるか、パックのまま冷凍保存袋に入れて
、解凍は冷蔵庫に移してゆっくりと。食べる時
とを考え、余裕を持って取り出しておきます。

非加熱で食べる

納豆のネバネバ部分に含まれる、酵素のナットウキナーゼは熱に弱い成分。加熱調理せず生で食べることをおすすめします。加熱によって臭気も生じるので、匂いが苦手な方は冷やして食べます。p.98「鶏納豆そぼろ」のようにごま油や肉の脂で匂いを抑えるのも良い方法です。

ングで他の健康投資も兼ねる

ックの納豆を続けるには、飽きずにおいしく食べる工夫も必要です。P.46-49
物繊維や鉄が豊富な食材を使い、他の「食べる投資」にもつながるトッピン
介しています。
を使わないので朝食に取り入れたり、トッピングの量を増やして夕食の和え
ても良いでしょう。その際は、ひきわり納豆を使うと具材と納豆が絡みやすく
す。

納豆 ＋ めかぶ（食べる投資2）
めかぶには食物繊維が豊富。食べる投資2「食物繊維でメンタルを強化する」にもなります。

豆 ＋ しらす干し（食べる投資3）
す干しにはタンパク質が豊富。
る投資3「タンパク質を考え
にもなります。

納豆 ＋ サバ缶（食べる投資6）
サバの血合いに鉄が豊富。
食べる投資6「女性は鉄をチャージする」にもなります。

11

続ける

知る・食べるで紹介した知識や食事法を、継続・習慣化するポイントをご紹介しています。

知る　食べる

最新栄養学の知識と実践法をご紹介しています。より詳しい情報は『食べる投資　ハーバードが教える世界最高の食事術』に記載があります。

レシピのマーク・栄養表記について

- 本書内の栄養成分データは「日本食品標準成分表2015年版（七訂）」をもとに算出しています。

つくりおき …冷蔵で3日程度保存可能のレシピです。

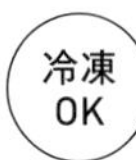

冷凍OK …冷凍しても味や食感が変わりにくいレシピです。冷凍保存の際は密閉容器や袋に入れて保存しましょう。

レシピのルールについて

- 計量単位は大さじ1＝15ml、小さじ1＝5ml、1カップ=200mlです。
- できあがりの分量、調理時間や加熱時間は目安です。
- 本書では、油はこめ油を使用しています。お好みの油をお使いください。特に指定のある場合のみ、「ごま油」「オリーブ油」など記載しています。
- 特に断り書きのない限り、野菜の皮や種、しいたけの石突きなどは除いて調理します。

part 1

毎日の食事を健康投資に変える

人生において本当に必要なものは「健康」です。
毎日の食事を健康投資にするための
正しい栄養学の知識と食事内容、
継続のポイントをお伝えします。

人生への投資になる食事とは

人生100年時代に必要なのは「健康への投資」

人生において本当に必要なものは「健康」です。たとえお金持ちでも、社会的地位があっても、病に倒れてしまっては元も子もありません。病気にはならずとも、常に体がだるく心が鬱々としていたら、やはり、幸福感は得にくいでしょう。

人生100年時代といわれる今、息を引きとる最期の瞬間まで人生を自分らしく全うしたいと思いませんか。そのために必要なのは、正しい栄養学に基づいた食事による「健康投資」です。

重要なのは「正しい栄養学の知識」を得て「実践」すること

新しく何かを始める時、成功への第一歩は「正しい知識」を得ること。健康投資も同様です。

例えば、**ビタミンD**について、ひとつ役立つ話をご紹介しましょう。日本ではこれまで骨の健康維持以外の働きは、ほとんど知られていませんでした。しかし最近は、**世界中のアンチエイジング研究者が注目する重要な栄養素です。免疫力を高めたり、うつ病など精神疾患の予防・改善に有効**ということが、多くの研究から分かってきました。毎日の食事で意識的に摂取すれば、健康投資になります。

ビタミンDは主に、植物由来のビタミンD2と、動物由来のビタミンD3の2種類があります。「ビタミンDはきのこに豊富に含まれる」ことをご存じの方も多いですが、実はきのこから必要量を摂取するには、バケツ1杯分食べなくてはいけません。動物由来のD3の方が体内で効率的に働くという説もあり、**食事なら魚からの摂取が効果的。つまり、魚の献立を毎日の食事に積極的に取り入れるのが正解**です。

本書ではこれから、このような「正しい栄養学」の知識と、それを実践する食事術をお伝えしていきます。

口にするものは全て自分への投資となる

最近は、摂取カロリーは足りているのにタンパク質やビタミン・ミネラルなど必須栄養素が不足している方が増えています。 いわゆる「現代型栄養失調」「新型栄養失調」といわれる状態です。下で紹介する食事習慣に思い当たったら、要注意です。

自分自身の体の栄養状態を知り、それを最適化するためには、まずは「口にするものは全て自分への投資」と捉えること。その意識を持つことです。その上で、次のページから紹介する10の「食べる投資」と、11の「食べない投資」を食事に取り入れ、健康資産を積み上げていきましょう。

「現代型栄養失調」こんな人は要注意

- 時間がない朝はパンとコーヒーで済ませることが多い
- 昼は仕事の合間を縫ってコンビニのおにぎりやセルフのうどん店でサッと済ませることが多い
- 午後は「甘いお菓子で一服」が習慣だ

糖質過多の状態です

- 外食中心の生活で、野菜や果物、海藻を摂ることが少ない

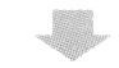

ビタミン・ミネラル不足です

- 忙しいから、ダイエット中だからと食事を減らしている
- 丼や麺などワンプレートメニューで済ませることが多い

タンパク質不足です

- インスタントやレトルトなど加工食品を食べることが多い

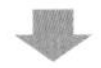

食品添加物の過剰摂取に陥りやすい状態です

日々のパフォーマンス低下の原因に

「だるい」「疲れやすい」という方の多くが抱える不定愁訴（めまい、立ちくらみ、頭痛、肩こり、不眠、気分の落ち込みなどを含む）。これらの不調の原因は、実はビタミン・ミネラル不足によって細胞の働きが制限され、エネルギー産生が滞るために起きるのです。放置すれば、やがては生活習慣病にもつながります。

習慣にしたい10の食べる投資

1 毎日、1パックの納豆を食べる

レシピ
朝食 p.46-49
夕食 p.98-99

知る

腸内の悪玉細菌の繁殖を抑え、感染症や生活習慣病を予防

納豆には様々な健康効果があることが報告されています。

①整腸作用

納豆菌は微生物の中で最強の増殖力を持ち、腸内の悪玉菌の繁殖を抑えます。

②感染症予防

腸内には免疫に関わる細胞の6割以上が存在します。腸内環境を整えることで、免疫力を高め、感染症予防に。

③骨を丈夫にする

骨を作るのに欠かせないビタミンKを豊富に含みます。

④動脈硬化・心筋梗塞・脳梗塞の予防

ビタミンKが動脈内でカルシウムの沈着を起こりにくくして、動脈硬化を予防。ナットウキナーゼは、血栓が作られるのを防ぐ働きをします。

⑤炎症予防・アンチエイジング

スペルミンという成分に、細胞代謝を活発化させ、体内の炎症を予防する効果があります。

⑥マグネシウム補給

重要な必須ミネラルであるマグネシウムを豊富に含みます。

⑦イソフラボン補給

納豆に含まれる大豆イソフラボンには弱い女性ホルモン様の働きがあり、閉経後の女性の体調維持に有効です。

食べる

毎日1パックを目安に継続的に食べて善玉菌を摂取

納豆に含まれる納豆菌や乳酸菌は、人体に良い影響を与える「善玉菌」です。**善玉菌は、体内に一度取り入れただけで腸内環境を改善するわけではありません。また、外から取り入れた菌は腸内で定着しにくいといわれていますから、継続的な摂取が重要です。**

短期的には感染症予防に、長期的には生活習慣病予防に。毎日1パックを目安に納豆を食べれば、大きなリターンを得られる健康投資につながります。ぜひ習慣にしましょう。

続ける　非加熱がおすすめ、食べ飽きない工夫を

まとめ買いと冷凍保存で常備

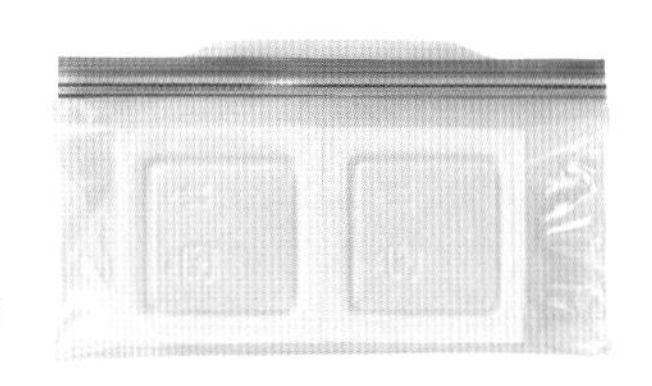

納豆は意外と賞味期限が短いので、毎日買い物に行かない方は、まとめ買いと冷凍保存で常備します。冷凍焼けによる乾燥や匂い移りを防ぐために、パックから出して保存容器に入れるか、パックのまま冷凍保存袋に入れて冷凍庫へ。解凍は冷蔵庫に移してゆっくりと。食べる時間のことを考え、余裕を持って取り出しておきます。

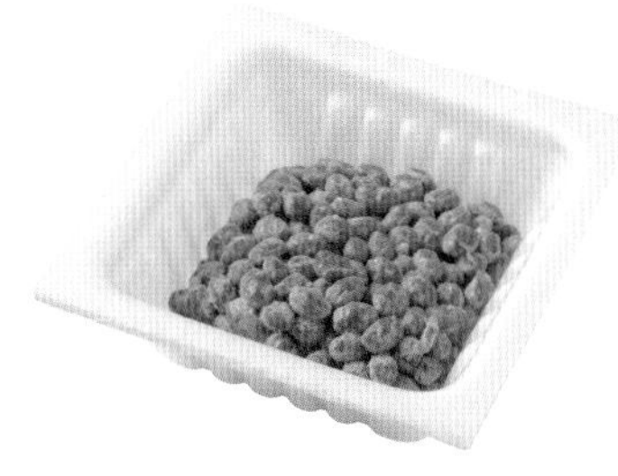

非加熱で食べる

納豆のネバネバ部分に含まれる、酵素のナットウキナーゼは熱に弱い成分。加熱調理せず生で食べることをおすすめします。加熱によって臭気も生じるので、匂いが苦手な方は冷やして食べます。p.98「鶏納豆そぼろ」のようにごま油や肉の脂で匂いを抑えるのも良い方法です。

トッピングで他の健康投資も兼ねる

毎日1パックの納豆を続けるには、飽きずにおいしく食べる工夫も必要です。P.46-49では、食物繊維や鉄が豊富な食材を使い、他の「食べる投資」にもつながるトッピングをご紹介しています。
包丁や火を使わないので朝食に取り入れたり、トッピングの量を増やして夕食の和え物にしても良いでしょう。その際は、ひきわり納豆を使うと具材と納豆が絡みやすくなります。

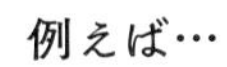

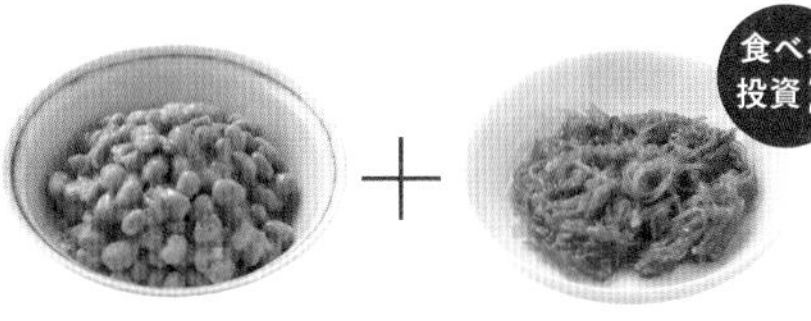

納豆　＋　めかぶ

めかぶには食物繊維が豊富。食べる投資2「食物繊維でメンタルを強化する」にもなります。

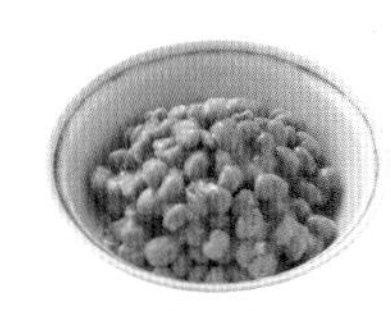

食べる投資3

納豆　＋　しらす干し

しらす干しにはタンパク質が豊富。
食べる投資3「タンパク質を考える」にもなります。

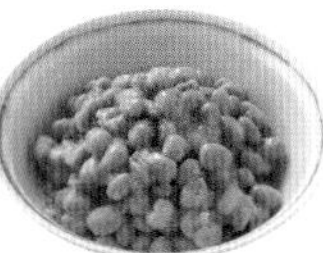

食べる投資6

納豆　＋　サバ缶

サバの血合いに鉄が豊富。
食べる投資6「女性は鉄をチャージする」にもなります。

習慣にしたい10の食べる投資

2 食物繊維でメンタルを強化する

レシピ
朝食 p.50-55
昼食 p.88-89
夕食 p.100-105

知る
腸内環境はメンタルヘルスに影響を及ぼす

人の腸内に存在する細菌は善玉菌・悪玉菌・日和見菌の3種類に分けられます。腸内細菌叢（ちょうないさいきんそう）と呼ばれ、近年、その分布バランスはメンタルヘルスにも影響することが分かってきました。

腸内では40種類以上の神経伝達物質が合成されます。例えば、幸せを感じる神経伝達物質「セロトニン」は、80～95%が腸内細菌によって作られます。腸内細菌叢のバランスが崩れるとセロトニンを十分に作れず、精神状態にも問題が現れやすいのです。

食べる①
「プロバイオティクス」と「プレバイオティクス」を意識する

腸内細菌叢の状態を整えるには、善玉菌優位の状態を保つことです。そのための方法は2つ。1つめは**善玉菌そのものを補充すること（プロバイオティクス）**。「食べる投資1」の納豆も善玉菌（乳酸菌）を含むプロバイオティクス食品です。

2つめは、**善玉菌を繁殖させる環境を作ること（プレバイオティクス）**。そこで重要な役割を果たすのが、食物繊維です。**食物繊維は善玉菌を繁殖させるためのエサとなり、お通じをスムーズにして、腸内の有害物質の排出を促し、腸内環境を整えます。**

食べる②
食物繊維は現代人に不足気味。摂取を意識する

食物繊維の1日当たりの摂取目標量は成人男性20g以上、成人女性18g以上。ところが厚生労働省の「平成30年度国民健康・栄養調査」では摂取量の平均は30代で13・2g、40代で13・1gで、**1日平均5～7gの食物繊維が不足**していることが分かります。

外食が多いと食物繊維が豊富な野菜やきのこ、海藻を食べる機会が少なくなりがち。摂取を意識しましょう。

続ける① 「食卓に出すだけ」でサッと補う

食物繊維不足のサインを知っておく

右ページのデータは平均値なので、実際に自分の摂取量が十分か不十分か分かりません。食物繊維を十分摂取できているかどうかは、毎日のお通じが規則的にあるかどうか、また、量や状態をチェックしましょう。
1日1回お通じが規則的にあり、黄褐色でバナナのような硬さと形が理想。色が黒褐色に近づく、柔らかすぎたり硬すぎるようなら食物繊維不足のサイン。また、においが強くなったら、善玉菌が減少して悪玉菌が増加している可能性が高いです。意識して3食で食物繊維を摂取しましょう。

「1食+2g」を目安に食物繊維を上乗せ

食物繊維の平均不足量、5～7gを補うなら、1食で平均2gずつ上乗せするイメージで。調理要らず、食卓にサッと出すだけで簡単に食物繊維が摂れる食品を覚えておきましょう。

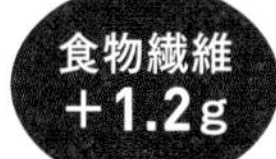

めかぶ
(1パック:40g)

味付きなら食卓に出すだけ。献立の「あと一品」にどうぞ。もずくやわかめも同様に食物繊維が豊富です。

食物繊維
+1.3g

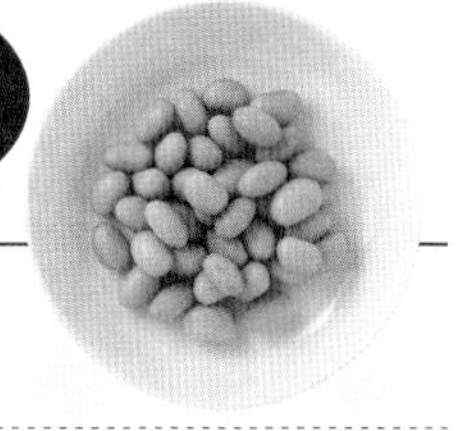

蒸し大豆
(30g)

そのまま食べられる薄い塩味付き。おやつやサラダのトッピングに。納豆や枝豆も同様に食物繊維が豊富。

食物繊維
+3.7g

アボカド
(1/2個:70g)

アボカドに限らず、果物は全般的に食物繊維が豊富です。ただし、糖質が多いので摂り過ぎに注意します。

食物繊維
+1.7g

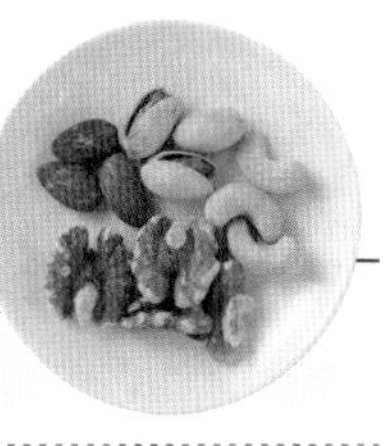

ミックスナッツ
(21g)

アーモンド・くるみ・カシューナッツ・ピスタチオ。糖質・脂質が多いので摂り過ぎに注意します。

続ける② 食物繊維が豊富な食材を常備する

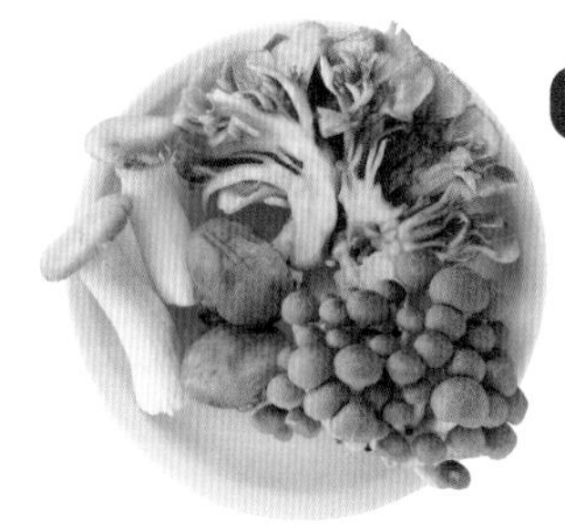

きのこ 冷凍を積極的に活用

食物繊維含有量は食材の中でもトップクラスです。脂質や糖質が少なく低カロリーなのも特徴。冷凍しても味が落ちにくいので、ストックしておきましょう。スープや煮物に加えると、食物繊維だけでなく旨味もプラスされます。

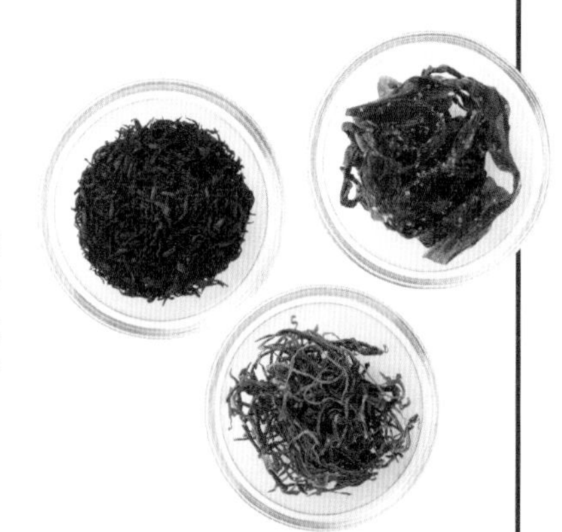

海藻 乾物で常備

昆布やわかめ、ひじきやもずくなどの海藻も食物繊維が豊富です。海藻に多く含まれる食物繊維の一種・アルギン酸は、血圧上昇の抑制や動脈硬化予防、コレステロール吸収を抑える効果が期待できます。乾物で常備がおすすめです。

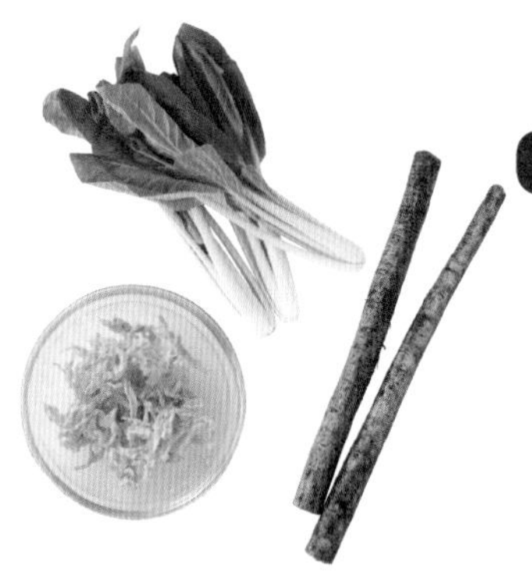

野菜 葉菜からの摂取がおすすめ

里いもや山いもなどのいも類、ごぼうや切干大根などの根菜、水菜やほうれん草など葉物野菜に多く含まれます。根菜は糖質が多いため摂り過ぎないように、葉物野菜からの摂取をおすすめしています。加熱するとかさが減ってたくさん食べられます。

豆 缶詰やドライパックが便利

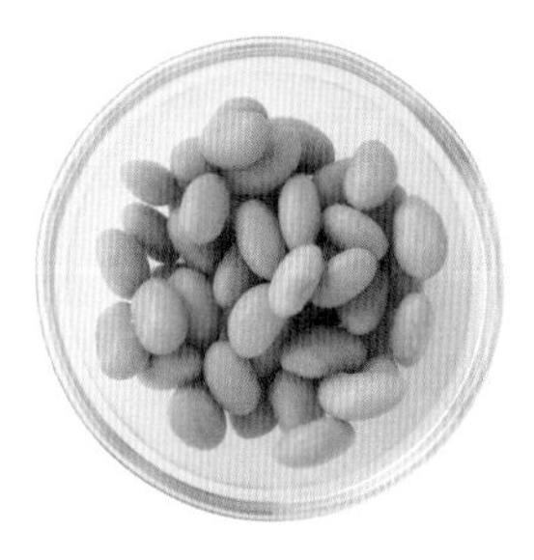

糖質、タンパク質、ビタミン・ミネラルの栄養素をバランス良く含む豆類ですが、食物繊維もたっぷり。豆類の中でも日本人になじみ深い大豆は、不溶性食物繊維と水溶性食物繊維が一緒に摂れます。缶詰やドライパックを使うと手軽です。

恐縮ですが
切手を貼っ
てお出しくだ
さい

郵便はがき

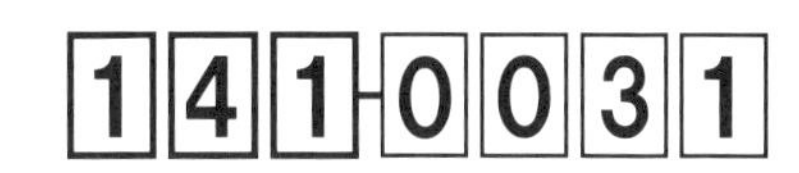

東京都品川区西五反田
2－19－2 荒久ビル4F

アチーブメント出版（株）
ご愛読者カード係行

お名前	男・女	歳
ご住所 （〒　－　）		
ご職業		
メールアドレス　@		
お買上書店名　都道府県　市区郡　書店		

この度は、ご購読をありがとうございます。
お手数ですが下欄にご記入の上、ご投函頂ければ幸いです。
このカードは貴重な資料として、
今後の編集・営業に反映させていただきます。

●本のタイトル

●お買い求めの動機は

①広告を見て（新聞・雑誌名　　　　　　　　　　　　　　　　）
②紹介記事、書評を見て（新聞・雑誌名　　　　　　　　　　　　）
③書店で見て　④人にすすめられて　⑤ネットで見て
⑥その他（　　　　　　　　　　　　　　　　　　　　　　　　）

●本書の内容や装丁についてのご意見、ご感想をお書きください

●興味がある、もっと知りたい事柄、分野、人を教えてください

●最近読んで良かったと思われる本があれば教えてください

本のタイトル
ジャンル
著者

●当社から情報をお送りしてもよろしいですか？
（　はい　・　いいえ　）

ご協力ありがとうございました。

続ける③ 定番メニューの食物繊維量を底上げする

主食・おかずに食材をプラス

食物繊維豊富なメニューのレパートリーを頑張って増やさなくても、いつもの食事に食材をプラスすれば、食物繊維の摂取量を底上げできます。白米と野菜・きのこを合わせて炊く、豆や海藻は常備しておき、味噌汁やサラダにプラスするなど。食物繊維だけでなくビタミンやミネラルなど必須栄養素の摂取にもつながります。

例えば…

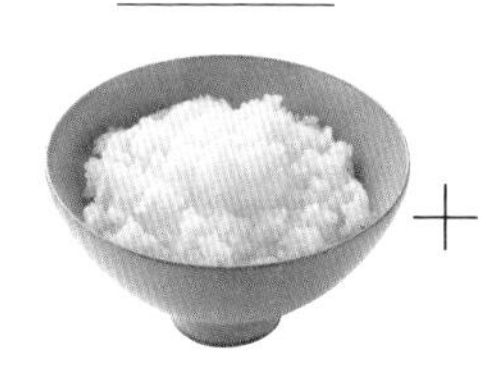

＋

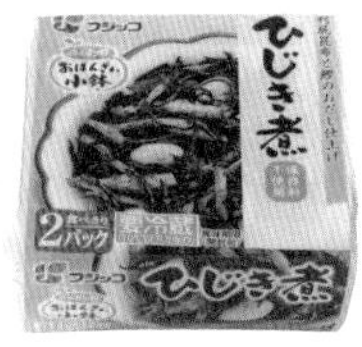

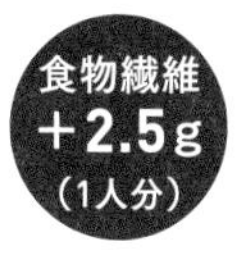

ご飯とひじきの煮物40gを混ぜて
「ひじきの混ぜご飯」
（➡p.50）。

食物繊維 ＋2.5g （1人分）

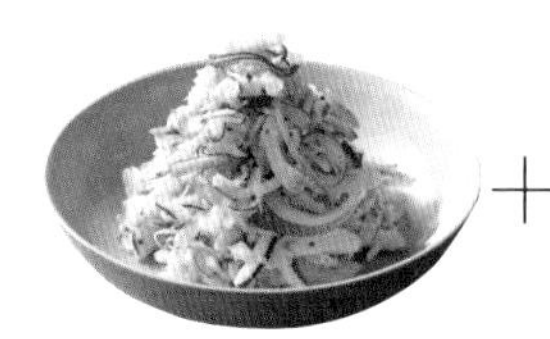

＋

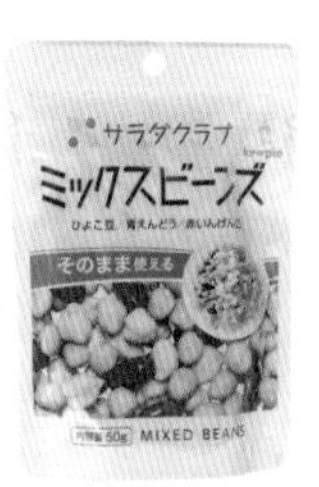

「コールスローサラダ」
（➡p.120）に
ミックスビーンズ20gをのせる。

食物繊維 ＋2.5g （1人分）

野菜をすぐ食べられる状態にしておく

食物繊維は、時間が経過しても含有量が減らない栄養素です。
野菜は下ごしらえを済ませて冷蔵・冷凍保存しておくのもおすすめです。

例えば…

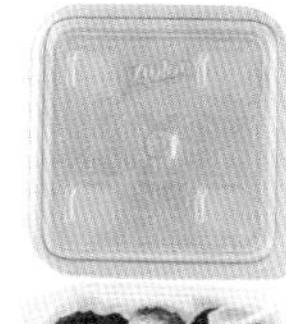

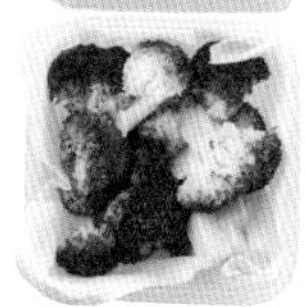

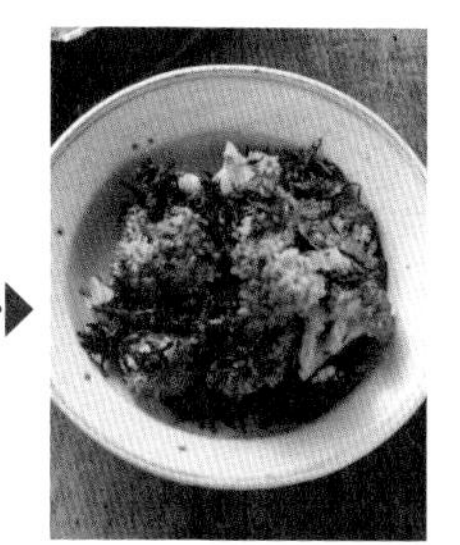

ブロッコリーや葉物野菜は
ゆでおきしておく
▼
「ひじきとブロッコリーのからし和え」（➡p.100）に使う

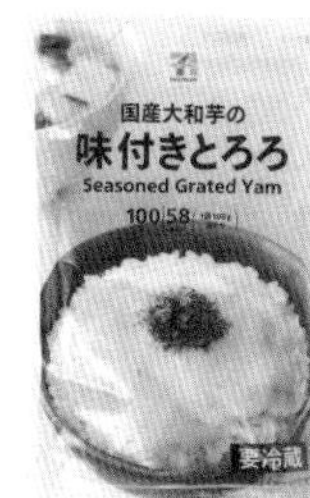

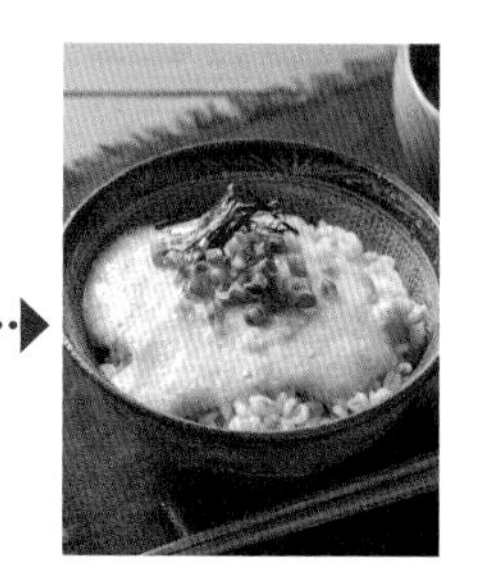

根菜は火を通して冷凍しておいたり、
市販の冷凍品を活用する
▼
「麦とろご飯」（➡p.53）に使う

習慣にしたい10の食べる投資

3 タンパク質を考える〜魚の効用

レシピ
朝食 p.56-65
昼食 p.76-87
夕食 p.106-115

知る

肉食に偏りがちなタンパク質源

現代はタンパク質の摂取源が肉に偏りがち。**肉食が過ぎると炎症物質である「アラキドン酸」が生成され、体内の炎症が促進されます。**炎症とは、細胞が傷つくことで起こる現象。炎症レベルが上がると歯周病や関節炎、アトピー性皮膚炎、肝炎腎炎、動脈硬化やガンなど様々な疾患につながります。

また、牛や豚の肉は腸内細菌によって発ガン性物質を作る、肉類の摂取が増えると特に男性の死亡率上昇につながる、という報告もあります。

食べる

週の半分は魚を選び、タンパク質をバランスよく摂取

肉食に偏りがちな食生活を見直すには**「週の半分は魚の献立にする」**ことをおすすめします。**残りの半分で鶏肉や卵、大豆製品からタンパク質を摂ります。**豚や牛など四つ足の動物は、時々会食で食べる程度に留めると良いでしょう。

魚を選ぶ際は、水銀など有害金属を体内に取り込むのを防ぐため、マグロやカジキなど大型魚類は控えめに。アジやイワシなど青魚や鮭を選びます。

青魚は、ＤＨＡ（ドコサヘキサエン酸）やＥＰＡ（エイコサペンタエン酸）といったオメガ3系脂肪酸を含みます。習慣的に食べると体内の炎症を抑えるという報告もあります。

青魚や鮭にはビタミンDが豊富です。ビタミンDは体内の炎症を抑制するほか、丈夫な骨作り、ガンの発症の抑制、うつ病予防、風邪ウイルスへの抵抗力強化などに効果的。人間の体に必須の栄養素です。もし魚が苦手な場合は、サプリメント（➡p.30）での補充をおすすめします。また、ビタミンDは紫外線に当たると皮膚で合成されます。春〜夏の時季なら、天気の良い日に手足を出して20分、週3回ほど日に当たるだけでも血中濃度は上がります。

続ける① 何をどれくらい食べれば良いか把握する

1日に必要なタンパク質＝体重1kgにつき1～1.5g

体が必要とするタンパク質の量は、年齢や運動量によって異なります。おおよその目安として、成人の体を健康に保つには、1日当たり体重1kgにつき1～1.5g程度のタンパク質が必要といわれます。例えば、体重60kgの方なら1日約60～90gのタンパク質が必要になります。

タンパク質源の主な種類と含有量

魚
タンパク質 17.8g
タンパク質 19.2g
タンパク質 18.8g
さば
鮭（銀鮭）
（1切：80g）
イワシ（マイワシ）
（1尾：正味100g）
サバ水煮缶詰
（1/2缶：90g）

肉
タンパク質 15.2g
タンパク質 18.6g
タンパク質 19.1g
鶏もも肉
（皮なし80g：1/2枚弱）
鶏むね肉
（皮なし80g：1/2枚強）
鶏ささみ
（80g：2本）

大豆製品、卵
タンパク質 5.3g
タンパク質 8.3g
タンパク質 6.0g
豆腐
（絹ごし1/3丁：100g）
納豆
（1パック：50g）
卵1個
（正味50g）

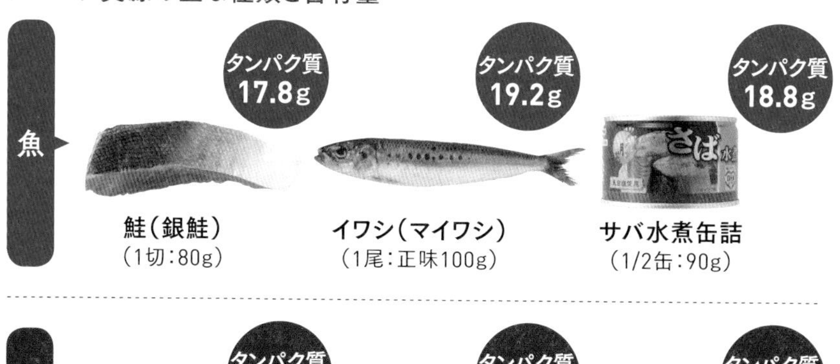

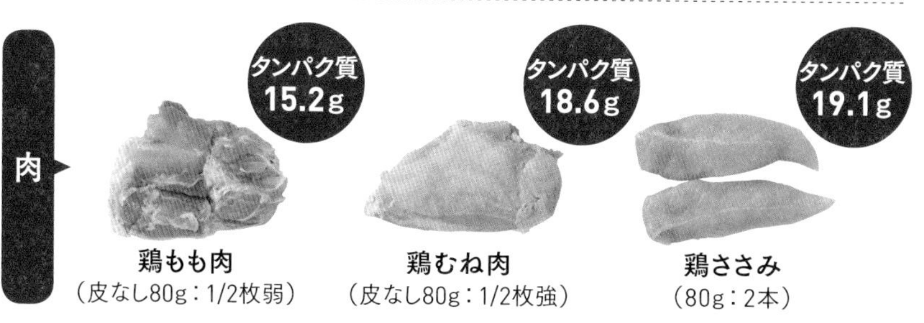

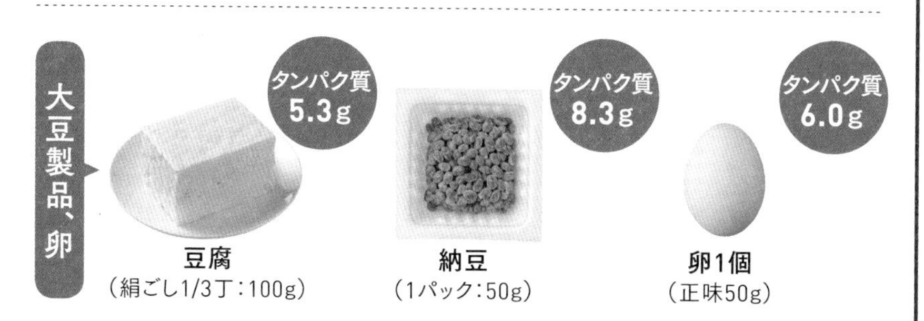

タンパク質は週の半分を魚から摂り、残りの半分で鶏肉や卵、豆類から摂ります。魚や肉は1食で80～100gが目安。タンパク質は上記以外にも、ご飯や野菜など様々な食品に含まれます。ご飯（白米）茶碗1杯150g中のタンパク質量は3.8g、肉や魚、卵と比較すると含有量は少なめです。

続ける② 魚料理の「苦手」をクリアする

① 食材を選ぶ

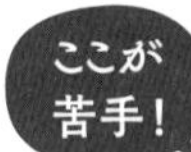

価格が高い、
捌くのが手間

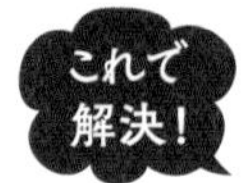

切身・刺身、
缶詰を購入する

魚料理の第一関門が、食材の価格の高さと下処理の難しさ。捌く手間を省くには、切身や刺身を使いましょう。安価な旬の魚を使ったり、缶詰を活用すれば価格を抑えられます。

② 献立を考える

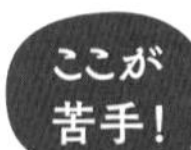

ワンパターンに
なりがち

野菜と合わせて
主菜に

魚料理のレパートリーが少ない、焼き魚や煮魚を主菜にすると副菜を別に用意する手間がかかるという悩みには、野菜を組み合わせて主菜にするのがおすすめ。鮭やブリなどは切身をそぎ切りにして肉の代わりに使えます。

③ 調理して食べる

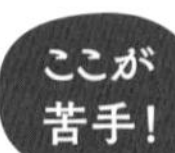

青魚の匂いが嫌い、
肉に比べて
満足感を得にくい

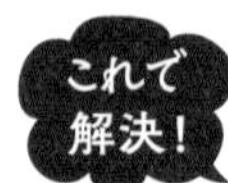

しっかりした
下ごしらえと味つけを

青魚の臭みは、生魚であれば鮮度の高い魚を選ぶことで抑えられます。しょうがやみょうがなどの薬味をたっぷり使うのも臭み消しになります。味付けは、カレー味などしっかりめにすることで満足感を得やすくなります。

④ 後片付け

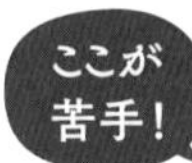

洗い物が負担

調理器具を
使い回す

洗い物が増える、においが気になる悩みには、電子レンジ調理を選択。グリルを使う場合は、野菜を一緒に焼いたりホイル蒸しにするなど、同じ調理器具で別の品を作り、鍋やフライパンの洗い物を減らします。

続ける③「我が家の定番」を見つける

「何度も食べたくなるくらいおいしい」「これなら作り続けられる」と思えるメニューを見つけると、週3日の魚献立も続けやすくなります。
魚おかずの悩みを解消するおすすめメニューを、食材別に紹介します。

調理法＼食材	切身・刺身	缶詰
「ワンパターンになりがち」を解決！ **野菜たっぷり魚おかず**	**ブリの回鍋肉風**（➡p.106） 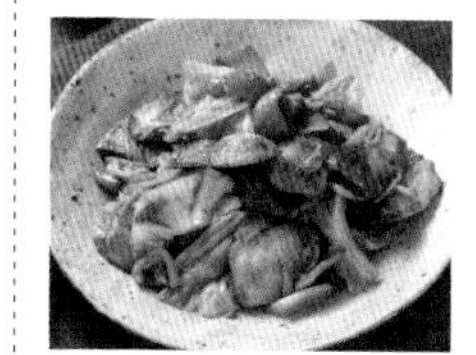 魚で作る定番肉料理。	**サバ缶とカット野菜の簡単炒め**（➡p.111） 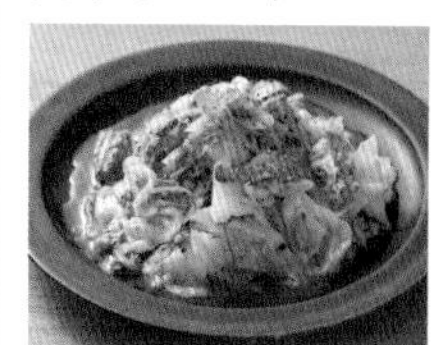 包丁不要、フライパンひとつで野菜もたっぷり。
「青魚のにおいが嫌い」を解決！ **青魚のにおいを抑えるおかず**	**アジの和風マリネ**（➡p.109） 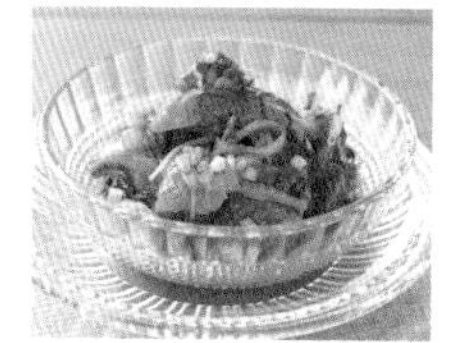 たっぷりの薬味が食欲をそそる。	**サバ缶とキムチの味噌煮**（➡p.111） 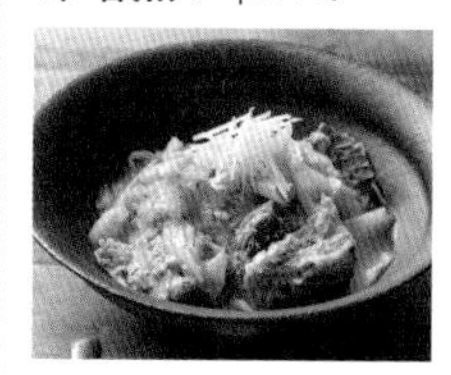 ピリ辛の味付けとコク深い香り。
「肉に比べて満足感を得にくい」を解決！ **しっかり味の魚おかず**	**鮭のつゆだくしょうが焼き**（➡p.108） 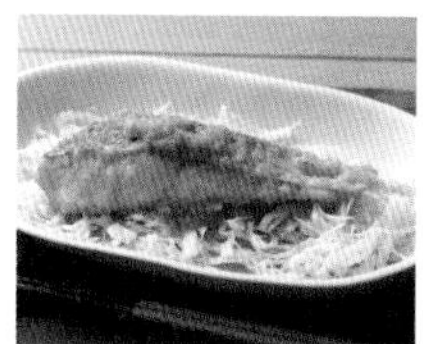 たっぷりの玉ねぎとしっかり味のたれで箸が進む。	**鮭中骨缶のスープカレー**（➡p.110） 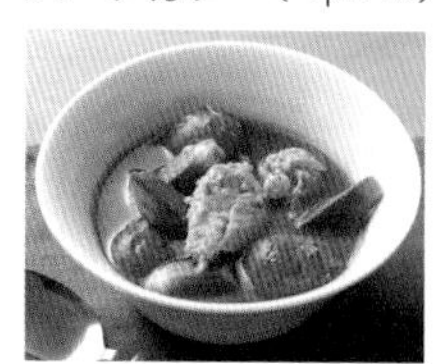 子どもも大人も好きな味付け。
「洗い物が負担」を解決！ **電子レンジ・鍋ひとつの魚おかず**	**白身魚のレンジ蒸し**（➡p.109） 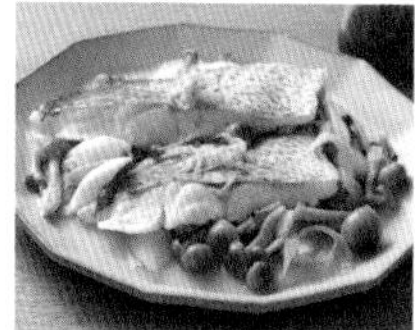 お皿ひとつ、電子レンジ加熱で完成。	**オイルサーディンとブロッコリーのパスタ**（➡p.80） 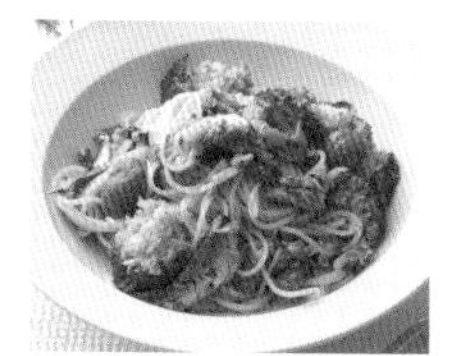 鍋ひとつで主食も野菜も加熱。

4「1日4色」の野菜で炎症を防ぐ

レシピ
朝食 p.56-61
昼食 p.76-83
夕食 p.116-121

知る

野菜のファイトケミカルは様々な健康効果がある

野菜にはそれぞれ独自の色や香り、辛味や苦味があります。これらは「ファイトケミカル」という、植物に含まれる化学物質の特徴です。ファイトケミカルは第6の栄養素と呼ばれる「食物繊維」に次いで「第7の栄養素」とも呼ばれ、注目度が高まっています。

ファイトケミカルは必須栄養素であるビタミン・ミネラルとは異なり、体の生理機能の維持に不可欠とまではいえません。しかし、**抗酸化作用や体脂肪の燃焼、ガンの予防から白内障予防まで、様々な健康増進効果が期待されています。**ベータカロテンやポリフェノールといった、よく耳にする抗酸化物質も、ファイトケミカルの一種です。

野菜によって含まれるファイトケミカルの種類や働きには違いがあります。サプリメントで単独で摂取するより、複数を組み合わせて摂ることで、体内で効果的に働きます。

食べる

野菜は1日4色以上を食べる

野菜は1日350g以上の摂取が推奨されています。しかし実際は、何をどれくらい食べれば十分かわかりづらいものです。そのような時は、量ではなく野菜の色に注目しましょう。**「赤・黄・橙・緑・紫・黒・白」の7色から「1日4色以上を食べる」**ことを目安にするのがおすすめです。

ファイトケミカルは、ビタミンやミネラルといった5大栄養素のように、その機能や摂取の目安量が明らかになっていない部分も多くあります。ただ、**ファイトケミカルは特に色素成分に出ることが多いため、様々な色の野菜を食べることで効率的に摂取できる**のです。1日4色以上の野菜を摂ることで、様々なファイトケミカルが体内に取り込まれて力を出し合い、その効果を最大限に発揮してくれます。

続ける① 野菜の色とファイトケミカルの種類・効用

白

イソチオシアネート

辛味のある成分。すりおろす、刻むなどして細胞が壊れたときに生じます。抗酸化作用のほか、血液をサラサラにする作用があります。

該当野菜 **大根、キャベツ** など

硫化アリル

辛味のある成分。抗酸化作用やガン予防と、体内の有害物質の排泄を促します。

該当野菜 **長ねぎ、にんにく** など

赤

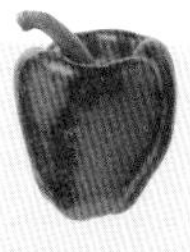
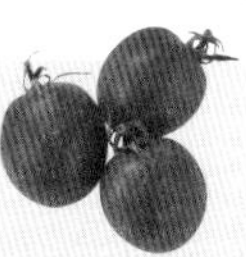

リコピン

強い抗酸化作用を持つベータカロテンのさらに10倍、ビタミンEの100倍ともいわれています。

該当野菜 **トマト** など

カプサンチン

リコピンよりも強力な抗酸化作用を持ちます。血流を良くして代謝を高め、体脂肪の燃焼を促す作用も持ちます。

該当野菜 **赤パプリカ** など

黄

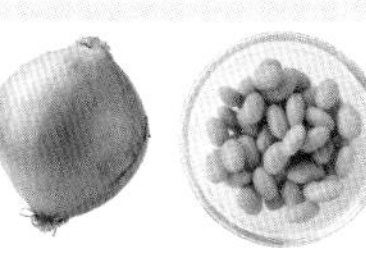

フラボノイド類

抗酸化作用はもちろん、ビタミンCの吸収を促す作用や血管を強くする作用を持ちます。

該当野菜 **玉ねぎ、黄パプリカ、大豆** など

橙

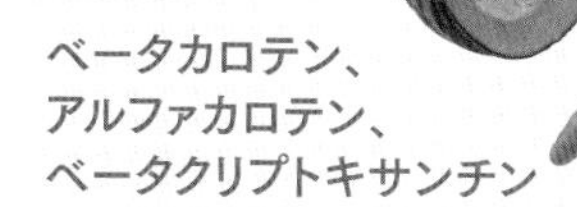

ベータカロテン、アルファカロテン、ベータクリプトキサンチン

体内でビタミンAに変換されます。強い抗酸化作用を持ち、皮膚や粘膜の保護、ガン予防などの作用も持ちます。

該当野菜 **にんじん、かぼちゃ** など

緑

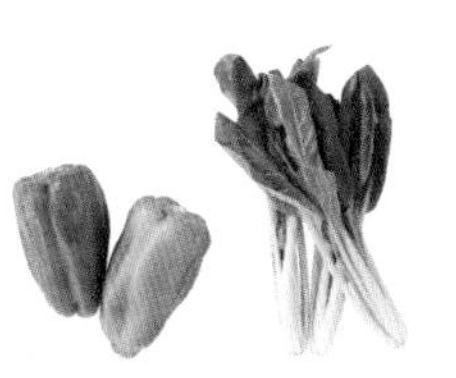

クロロフィル

植物が光合成を行うための成分。抗酸化作用のほか、血液をサラサラにし、血中コレステロールを下げる作用があります。

該当野菜 **ほうれん草、小松菜、ピーマン** など

紫

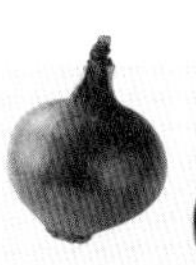
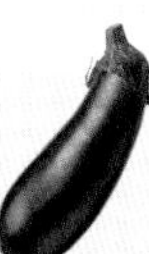

アントシアニン

強い抗酸化作用を持つほか、白内障を予防する作用も持ちます。熱に弱いため、生食が適しています。

該当野菜 **なす、紫玉ねぎ、紫キャベツ** など

黒

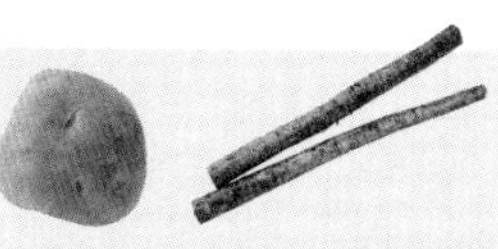

クロロゲン酸

空気に触れると黒く変色する成分ですが、変色は酸化した証。抗酸化作用のほか、体脂肪を燃えやすくする作用もあります。

該当野菜 **ごぼう、じゃがいも** など

続ける② 何をどれくらい食べれば良いか把握する

野菜のお皿は1日4～5皿

一般的にいわれる１日の摂取量は「野菜350ｇ以上」。生の野菜だと下左図のボリュームになります。両手のひらに3～4杯分です。これを調理すると、下右図のメニューになります。野菜は１日４～５皿分摂るようにすると、必要量が摂りやすいです。

野菜350gを生で計算するとイメージしづらい

野菜を使った料理４～５皿と考えるとわかりやすい

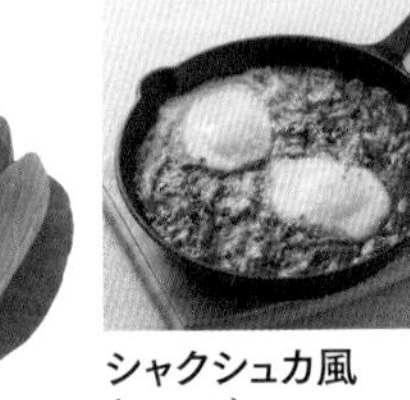

加熱するとかさが減りたくさん野菜を食べやすくなる。

シャクシュカ風
（➡p.58）

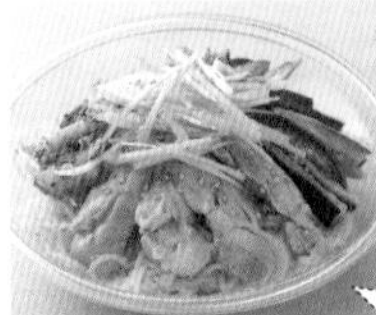

主食・主菜・副菜を兼ねた１品で野菜を摂ると手軽。

鶏肉の冷やし中華
（➡p.83）

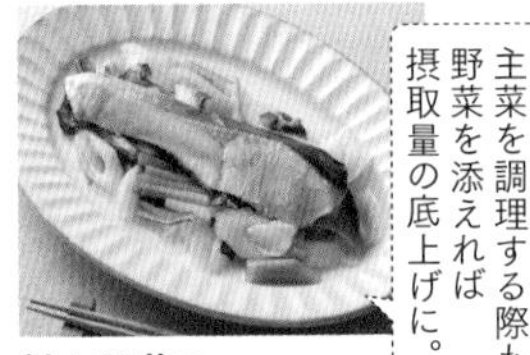

主菜を調理する際も野菜を添えれば摂取量の底上げに。

鮭と野菜のレンジ蒸し（➡p.56）

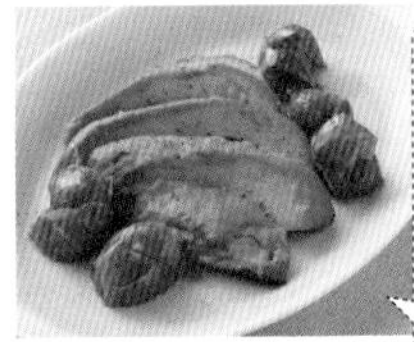

冬は温野菜にすると食べやすい。

アボカドとミニトマトの包み焼き（➡p.71）

「野菜だけ」のメニューでなくてもOK

１日分の野菜を摂るために、副菜4～5品揃える必要はありません。魚や肉と一緒に調理して主菜にしても、さらに主食を添えてワンプレートにするのもひとつの方法です。

例えば…

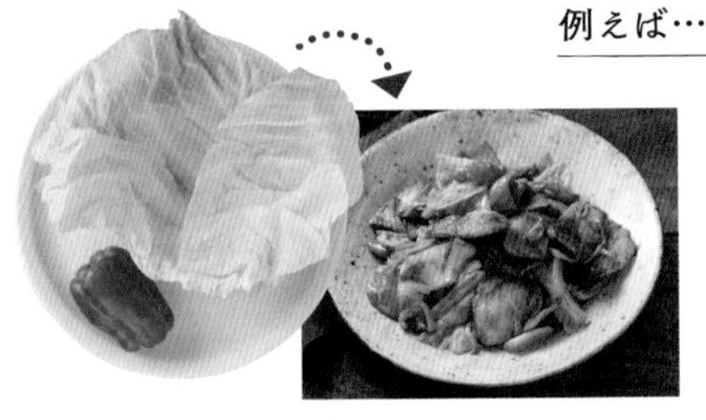

「ブリの回鍋肉風」（➡p.106）なら
キャベツ１枚50g、ピーマン１個35gで
1人分85ｇの野菜が摂れます。

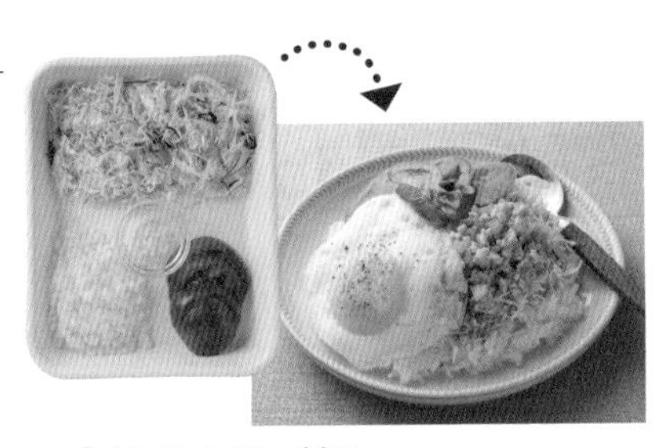

「ガパオ風ご飯」（➡p.78）なら
キャベツと紫玉ねぎのカット野菜50ｇ
トマト1/2個75g、玉ねぎ1/4個45gで
1人分170ｇの野菜が摂れます。

続ける③ 野菜料理の困りごとをクリアする

① 食材を選ぶ

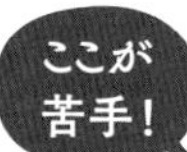

多種類の野菜を
使い切れない

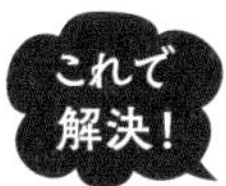

「次の買い物で
別の野菜を選ぶ」
を意識する

ひとり暮らしや家族が少ない場合、使い切れる野菜の量も限られます。長いスパンでいろいろな野菜を取り入れるようにします。例えば同じ葉物野菜でも、ほうれん草を選んだ翌週は小松菜を購入する。あるいは白い野菜ならキャベツを選んだ翌週は大根にするなど。旬のものを選ぶと偏りづらくなります。

② 献立を考える

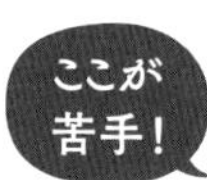

品数を
増やすのが負担

肉·魚と合わせる、
同時調理する

主菜の肉料理・魚料理を作る際に野菜を組み合わせて調理すれば手軽。例えば肉や魚を単品で焼く際、同じフライパンで付け合わせの野菜も加熱します。使う野菜の量は「副菜の小鉢1つ分」を意識します。味の重複が気になる場合は、加熱後に取り分けて別に味付けします。

③ 調理して食べる

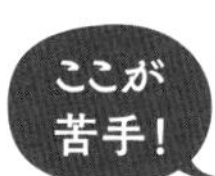

下ごしらえに
時間がかかる

まとめ作業で
手間を圧縮

野菜を摂るうえでハードルになるのが、「お湯を沸かす」「皮をむく」といった下ごしらえ。あらかじめこのハードルをクリアしておくことで、あと1品の野菜料理を気軽に増やすことができます。下で紹介する項目を参考に、夕食時などにまとめて作業を済ませておくと良いでしょう。

「まとめゆで」で下ごしらえ

ブロッコリーや青菜は、ひとつの鍋でゆでることも可能。アクの少ないブロッコリーやアスパラガス→アクの多いほうれん草の順にゆでて冷蔵庫にストック。お湯を沸かす手間も省けます。

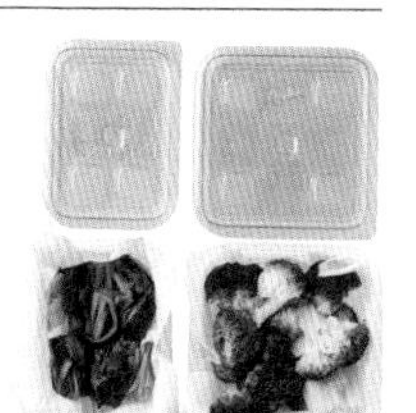

野菜ミックスを作っておく

きのこを何種類か取り合わせて冷凍したり、キャベツ・にんじん・玉ねぎミックスをまとめて作って冷凍しておけば、調理は加熱だけで済みます。

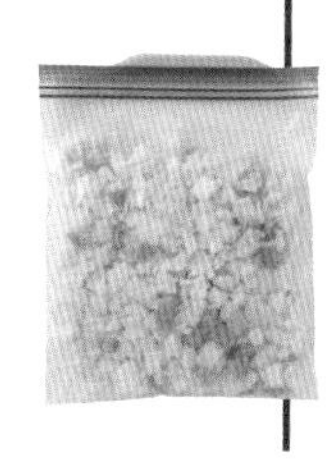

5 ココナッツオイルを常備する

レシピ
朝食 p.66
夕食 p.122-123

知る

脳のコンディションアップや糖質制限、免疫力アップに役立つ油

ココナッツオイルには様々な健康効果が挙げられます。まず期待できるのが、**脳のコンディションアップ**です。ココナッツオイルは約6割が中鎖脂肪酸です。摂取すると腸管からすぐに吸収され、肝臓で代謝されます。そしてケトン体と呼ばれる物質に姿を変え、脳神経細胞のエネルギー源として利用されます。つまり、スムーズに頭を働かせるのにとても効率的なのです。

第2に、**糖質制限を助ける**アイテムとしても役立ちます。脂質を摂ることで単純に空腹感が抑制されるという面もありますが、それだけではありません。糖質を控えると、糖質に代わるエネルギー源として脂質が必要となります。ココナッツオイルは脂質の代謝物であるケトン体が産生されることから、糖尿病の食事療法においても重宝されています。また、糖尿病の合併症のひとつである末梢血管障害の予防にも有効であるという報告もされています。

第3の健康効果に、**感染症予防や免疫力アップ**が挙げられます。ココナッツオイルには、ラウリン酸という中鎖脂肪酸の一種が50％含まれています。これが体内で抗ウイルスの成分に変化して天然の抗生物質として働くのです。

食べる

「エクストラバージン」の表記があるものを選ぶ

ココナッツオイルを購入する際、その製法によってはおすすめできない商品もあります。オイルを抽出する際、高温になり過ぎると有害なトランス脂肪酸が混入し、かえって健康を害する危険もあります。

低温抽出（コールドプレス）のものを選びましょう。「エクストラバージン」と表記があれば、安心です。

摂取の際は、コーヒーに混ぜたり、加熱調理に使う油を置き換えると、習慣にしやすいでしょう。

続ける① 油脂全体で見て、適量を摂る

「体に良いココナッツオイルならたくさん摂っても良い」と思いがちですが、そうではありません。食事全体の油脂量を見て、適量を摂取しましょう。油脂は、大まかに「見える油」と「見えない油」に分けられます。

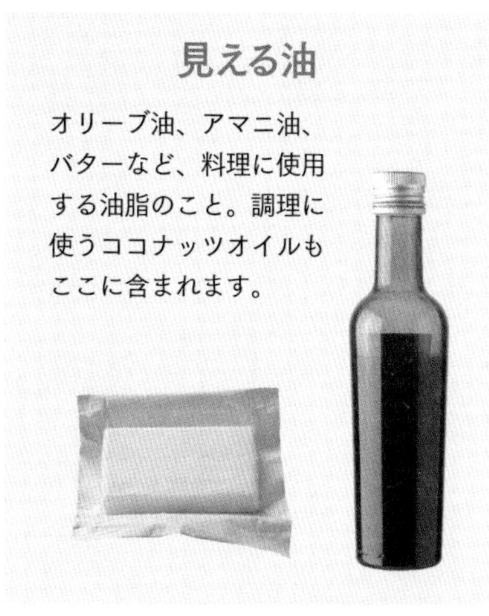

見える油

オリーブ油、アマニ油、バターなど、料理に使用する油脂のこと。調理に使うココナッツオイルもここに含まれます。

見えない油

肉や魚、乳製品など食材自体に含まれる油脂。洋菓子類、パン、ラーメンやカレーなど加工食品に含まれる油脂も「見えない油」です。

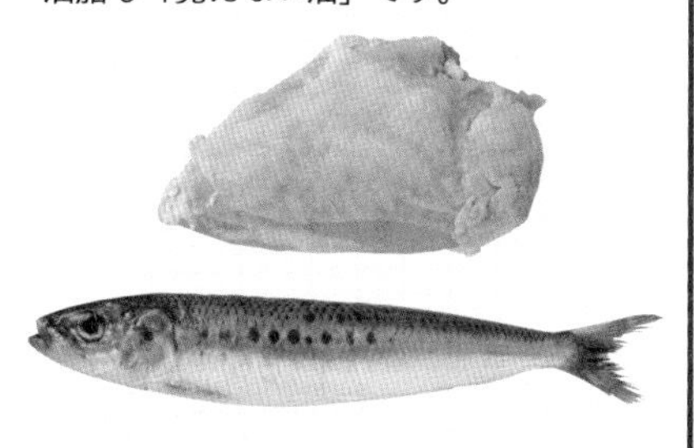

見える油・見えない油を合わせて、成人なら50-60gが1日の適量

「見える油」は量を意識する

調理に使う油は1日20g（小さじ5程度）を目安にします。ココナッツオイルを調理に使う際は、バターやサラダ油などこれまで使っていたものを置き換えるようにします。

「見えない油」は質を意識する

日本人の脂肪摂取割合は約80%が「見えない油」からだといわれています。食べる時に意識しづらいので摂り過ぎに注意が必要です。テイクアウト品やお惣菜は炭水化物や脂質、塩分などの表記があるので、栄養表示を確認します。もし摂り過ぎた場合は次の食事で調整しましょう。

※健康のために選びたい油、避けた方が良い油もあります。P.36も併せて参照ください。

6 女性は鉄をチャージする

知る

「鉄」は体のエネルギー産生に欠かせない栄養素

「鉄」は男女問わず必要不可欠ですが、月経がある女性は特に不足しがちです。**鉄が不足すると、体のエネルギー産生が低下し、貧血や慢性的な疲労、冷えなどの不調が現れます。**人間の体内では、細胞内にあるミトコンドリアという器官でATP（アデノシン三リン酸）というエネルギーが産生されています。体を動かし体温を保ち、代謝する。体が行うあらゆる働きは、ATPがないとできません。**鉄はこのATPを作るときに欠かせない**栄養素なのです。

食べる①

動物性食品に含まれるヘム鉄は吸収率が良い

鉄は様々な食品に含まれます。**体内での吸収率が良いのは、卵、肉、魚、レバーといった動物性食品に含まれる「ヘム鉄」**です。

大根葉や小松菜、ほうれん草など植物性食品にも鉄は含まれますが、こちらは「非ヘム鉄」といい、ヘム鉄に比べると吸収率が劣ります。

食品だけで鉄を補うのが難しい場合もあります。閉経前の女性は鉄のサプリメントを併用することをおすすめします。

食べる②

鉄と一緒にビタミンB群の摂取を意識する

ATP産生を促すには、鉄と同時にビタミンB群を摂ることが必要です。ビタミンB群は8種類あり、互いに協働します。**糖質摂取量が多い方や頭脳労働をしている方、お通じが不安定な方は不足しやすい**栄養素です。

ビタミンB群は様々な食品に含まれますが、水溶性で体内に蓄積することができず、こまめな摂取が必要です。

食生活が偏りがちな時は、マルチビタミンやビタミンBコンプレックスのサプリメントを併用しましょう。

レシピ
朝食 p.67-69
昼食 p.90-91
夕食 p.124-127

続ける　ヘム鉄と非ヘム鉄を組み合わせて摂取

女性は意識的な鉄の摂取を

男性に比べて女性の方が1日に必要な鉄の量は多いのですが、10-17歳の成長期の子どもも、1日9.5-11.5mgと、成人女性と同程度の鉄が必要。鉄はタンパク質やビタミンCといった吸収率を高める栄養素、また、貧血予防のために、ビタミンB6、B12、葉酸といった造血作用のある栄養素と一緒に摂ると体内で効率良く働きます。

1日の鉄の推奨量
（食事摂取基準 2020年）

成人女性	
18-49歳	10.5mg※1
50-64歳	11.0mg※1
65歳-	6.0mg※2

※1 月経がある場合の数値
※2 月経がない場合の数値
注）妊婦・授乳婦の数値は別になります。

成人男性	
18-74歳	7.5mg
75歳-	7.0mg

鉄が豊富な食材と含有量

ヘム鉄

体内での吸収率が高いですが、「毎日レバーやあさり」というわけにもいかないので、非ヘム鉄の食品とバランス良く取り入れます。

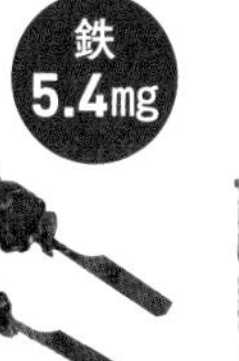

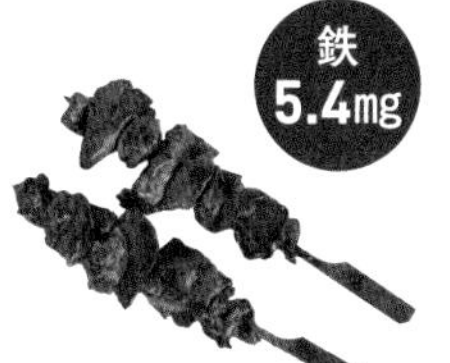

鶏レバー
（2串：60g）

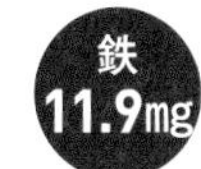

アサリ
（缶詰1/2缶：40g）

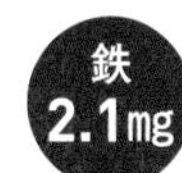

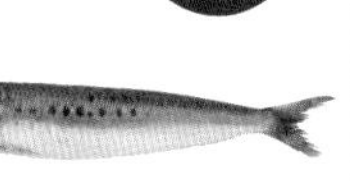

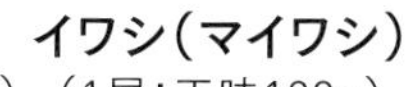

イワシ（マイワシ）
（1尾：正味100g）

非ヘム鉄

青菜や豆（大豆製品）、海藻に豊富。体内での吸収率が低いですが、献立に取り入れやすいのでこまめな摂取につながります。

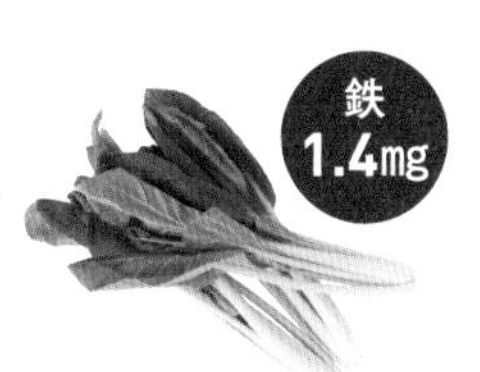

鉄 1.4mg

小松菜
（1株：50g）

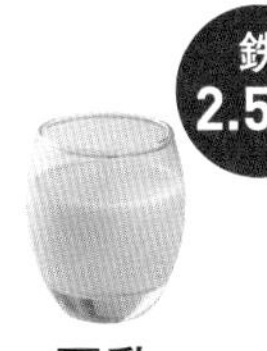

鉄 2.5mg

豆乳
（200ml）

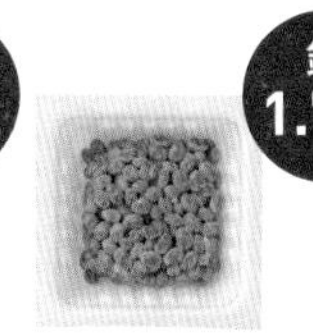

鉄 1.7mg

納豆
（1パック：50g）

体内で効率良く吸収するために

○ 鉄は「酸」により溶け出すので、梅干しやお酢、レモンなどの酸っぱいものと組み合わせたり、よくかんで胃酸の分泌を促すと吸収率が高まります。

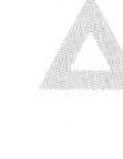

コーヒー、緑茶、紅茶などに含まれているタンニンは鉄の吸収を抑制。加工食品に添加物として含まれるリン酸も鉄の吸収を阻害してしまいます。

7 男性ホルモンを増やす

レシピ
朝食 p.70-71
昼食 p.92-93
夕食 p.128-131

知る

男性ホルモンは意欲や若々しさの維持に重要

「何となくやる気が出ない……」朝にそう感じたら要注意。意欲と関係が深い男性ホルモンの一種「テストステロン」の分泌低下が原因かもしれません。

男性ホルモンと分類されますが、もちろん男性に限らず女性の体にも必要です。主に、**若々しさを維持する働きをしています。分泌の低下を放っておくと、意欲だけでなく記憶力も衰えます。骨量や筋肉量も落ち、心身に様々な不調を引き起こします。**

男性ホルモンは、適切な睡眠をとり、ストレスを過度に溜め込まない生活で増やすことができます。生活改善だけでなく、食事でも補うことができます。

そのために押さえておくべきは「DHEA」です。DHEAは副腎で作られるステロイドホルモンの一種で、男性ホルモンの原料になります。

食べる

DHEAは粘り気のあるいも類から摂る

アメリカでは、誰もが気軽にDHEAのサプリメントを購入できますが、日本では、ステロイドホルモンを増やす作用があるため、医療機関のみでの取り扱いとなっています。

その代わりに……というわけではありませんが、**DHEAは自然薯や長いも、大和いもや里いもをはじめとした「粘り気のあるいも類」から摂取することができます。**

自然薯を食べると元気になるという話を聞いたことがあるかもしれません。1930年代にアメリカ人の研究者が自然薯には体内のDHEAを増やす成分が含まれることを発見しています。

なお、**鶏むね肉、鶏ささみなどのタンパク質、牡蠣、シジミ、エビなど亜鉛が豊富な魚介にも、テストステロンの生成を促す効果があります。**こちらも若々しさ維持のために、日常的に摂りたい食材です。

続ける　冷凍・加工済みも活用、様々な調理法で食べる

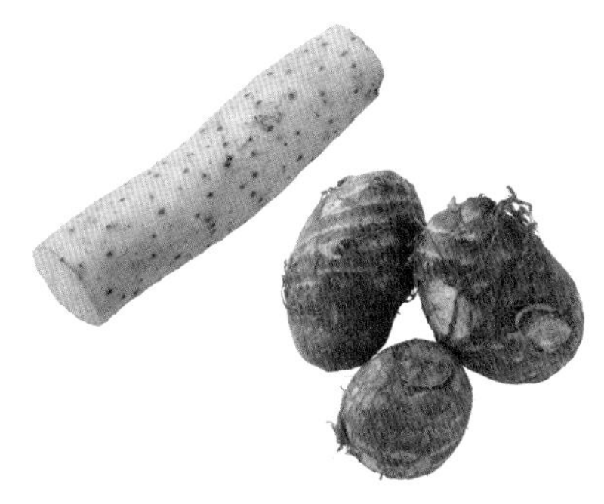

長いも、里いもは調理法を変えてバリエーションを増やす

長いもはとろろ、里いもは煮物など、いずれも使い方が限定されがちですが、習慣的に摂取するなら、食べ飽きないような工夫を。生で使うことが多い長いもは、炒め物や煮物に。里いもはじゃがいもやさつまいも料理を置き換えるイメージで使います（「里いもご飯」（➡p.52）「里いもの和風ポテトサラダ」（➡p.128）など）

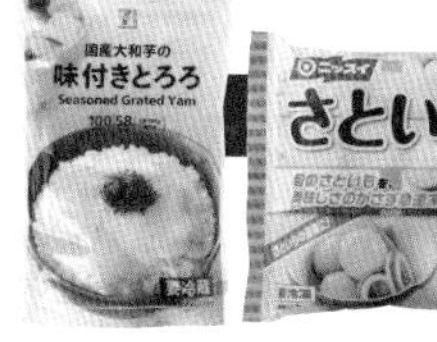

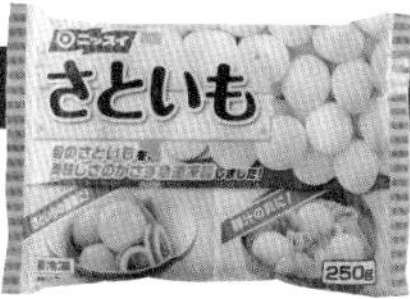

手軽に摂れる形で

冷凍品や調理済みの食品を使うことで、皮をむいたりすりおろす手間を省くことができます。

テストステロンの生成を促すその他の食材

亜鉛が豊富な食材

亜鉛の1日の必要摂取量は、成人男性11mg、成人女性8mgです。牡蠣や鶏レバーに豊富な他、切干大根やアボカド、ごまやのりなどにも含まれます。ココアや抹茶にも豊富なので、ティータイムの1杯にしても。

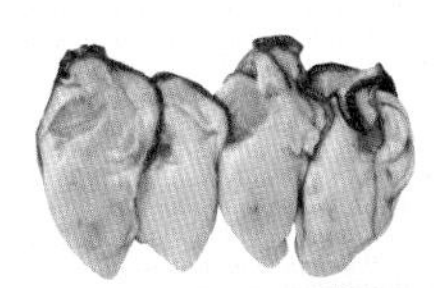

牡蠣（4個：80g）亜鉛 11.6mg

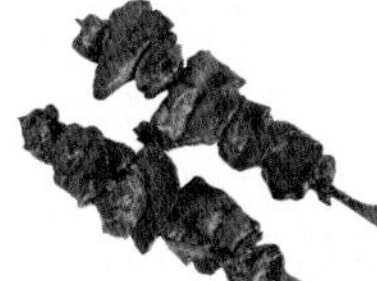

鶏レバー（2串：60g）亜鉛 2.0mg

亜鉛は良質のタンパク質と一緒に摂る

鶏むね肉、鶏ささみ、鮭、サバなどの青魚といった、脂質の少ない良質なタンパク質を亜鉛と一緒に摂ることで、体内で効率よく働きます。

テストステロンを増やす食材

玉ねぎ、長ねぎ、にんにくもテストステロンを増やす食材です。1日当たり、玉ねぎ（中1/2個）、長ねぎ（1/2本）、にんにく（1/3個）のいずれかを目安に摂取します。

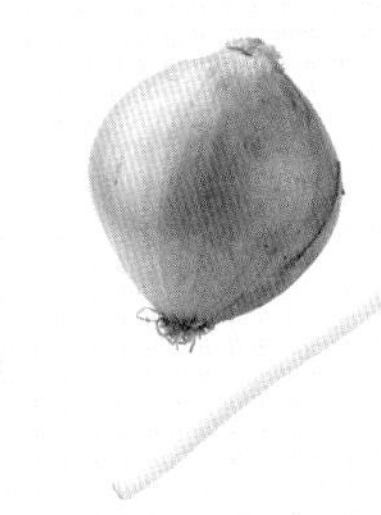

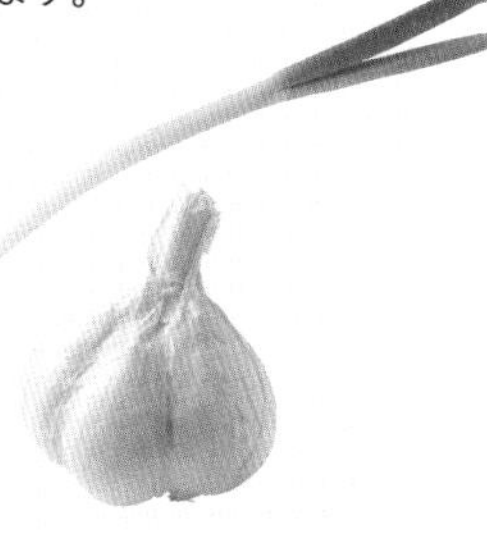

習慣にしたい 10の食べる投資

8 3つの栄養素をサプリで摂る

次で紹介する3つの栄養素は食事改善しても必要量を満たすのが難しく、サプリメントの併用がおすすめです。

知る&食べる

ビタミンDは「D_3」のサプリメントを選ぶ

ビタミンDは鮭や青魚を食べるほか、日光を浴びることで皮膚で作られます。しかし、加齢に伴って皮膚での産生量が減少し、食事の絶対量も少なくなるため不足しがちです。**比較的安価で続けやすい「ビタミンD3」のサプリメントで補充**しましょう。

サプリの摂取目安：25～125μg（1000～5000IU）／日

知る&食べる

亜鉛はマルチビタミン・ミネラルのサプリメントを活用

亜鉛は200種以上の代謝酵素に関与し、DNAやタンパク質合成、性ホルモンの分泌、免疫力のコントロールにも関わる極めて重要な栄養素です。**牡蠣やレバー、チーズ、煮干し、ココアなどに豊富**ですが、これらを食べる習慣が少ない場合はサプリメントを活用しましょう。ただし、過剰摂取は銅や鉄の吸収を阻害する危険性があります。**亜鉛も含むマルチビタミン・ミネラルサプリメントの活用が安全**です。

サプリの摂取目安：15～25mg／日

知る&食べる

マグネシウムは過剰摂取に注意しつつサプリメントを摂取する

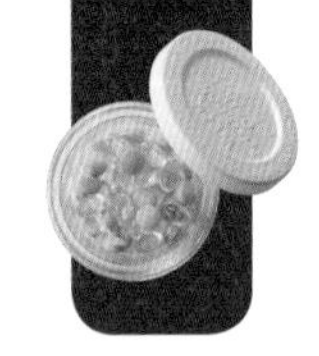

マグネシウムも、亜鉛を超える300種以上の酵素反応の補助因子であり、細胞のエネルギー源ATP産生の補酵素です。また、マグネシウム不足を防ぐことで、血圧のコントロールや糖尿病、心臓血管病、骨粗しょう症、偏頭痛などの予防効果が期待できます。

マグネシウムが豊富なのはクロロフィルを多く含む青菜、海藻類、木の実、大豆製品。チョコレートやコーヒーからも摂取できます。

サプリの摂取目安：200～500mg／日

習慣にしたい10の食べる投資

9 コーヒーとチョコレートでブレイク

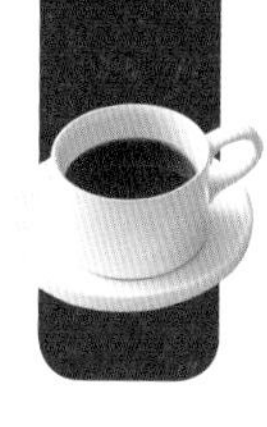

知る
摂り方次第で健康効果がある

嗜好品であるコーヒーやチョコレートも摂り方次第、意識をして選べば、健康効果があるのです。

まず、**コーヒーは抗炎症、抗酸化、体熱産生作用があること、腸内細菌叢の多様性変化などが複合的に働くことで糖尿病予防にもなる可能性がある**ことが分かっています。

この他にも、肝臓病予防や長寿効果といった分野でも多数の研究が進んでいます。

チョコレートも、コーヒーと同様に抗炎症作用があります。

チョコレートの摂取により炎症反応の指数「CRP」が下がることが分かっています。これはチョコレートの原料であるカカオに含まれる「テオブロミン」というアルカロイドの働きにより、善玉コレステロールが増えて血管内の修復が進むことによるもの、と考えられています。

食べる
チョコレート選び3つの条件

チョコレートに健康効果を求める時の条件は3つあります。

①**カカオ含有量70％以上**のものを選びます。

②多くのチョコレートには、**トランス脂肪酸を含む植物油脂が使われています。原材料表示をチェックして、不使用のものを選びましょう。**

③砂糖や脂肪が使われているため食べ過ぎないようにします。**1日25g程度が目安**です。

高カカオチョコレートを少量摂りながらのコーヒーブレイクは、甘いものによるリラックス効果も得られるでしょう。

習慣にしたい10の食べる投資

10 入眠前にグリシンを摂る

レシピ
夕食
p.132-133

知る
体の栄養状態は睡眠の質にも影響する

寝つきが悪い、眠りが浅いといった睡眠の悩みには、起床・就寝時間の見直しや日中の運動など様々な解消法があります。実は、栄養状態の見直しもそのひとつです。入眠時は深部体温の下がり具合が急であるほど、深く質の良い睡眠がとれるといわれていますが、**アミノ酸の一種「グリシン」を摂ると深部体温がスッと下がる**という報告※があります。就寝前の摂取で睡眠の質を高めることが期待できます。

※味の素（株）２００７年発表

食べる①
グリシンを豊富に含む食材を摂る

グリシンは、エビやホタテ、イカ、カニなどの魚介類に豊富に含まれます。不眠が気になる方は、意識して夕食に摂り入れましょう。また、グリシンはコラーゲンの構成成分です。コラーゲンの生成に欠かせない**ビタミンCを含む食品を合わせると、骨や血管を丈夫にしたり、美肌効果が期待できます。**

睡眠の質を考えた時、避けたいのが多量のアルコールと糖質です。睡眠リズムをコントロールするメラトニンというホルモン分泌を阻害するためです。

食べる②
サプリメントでグリシンを摂るなら

グリシンのサプリメントは多数販売されていますが、国内製造で低価格のものもあります。成分表をチェックして**グリシン１００％**のものを選ぶとよいでしょう。**摂取量は１日３gが目安**です。

グリシンに加えて、朝と夜にビタミンB群のサプリメントを飲むとＡＴＰ産生回路（➡p.26）がスムーズに回ります。睡眠中に、しっかりと体にエネルギーが充填されるため、元気に目覚めを迎えられるようになります。

習慣にしたい11の「食べない投資」

現代人は糖質の摂り過ぎ

どんなに体に良いものを食べていても、健康被害をもたらす食品を日常的に摂取していては、台無しになってしまいます。

例えば、糖質。現代人はそのほとんどが過剰摂取の状態に陥っています。**糖質そのものは脳細胞のエネルギー源であり人間の体に不可欠**ですが、問題なのは摂取量。適量を超えた**過剰摂取は、糖尿病や動脈硬化、肥満など様々な生活習慣病を引き起こしてしまう**のです。

おすすめはマイルド糖質制限

糖質摂取量は、多過ぎも少な過ぎも健康に良くありません。おすすめなのは、**1日当たりの糖質摂取量を200〜250gにする**こと。一般的に、1日当たりの糖質摂取量は200〜300gといわれていますから、右の数字は実現しやすく、無理のない数字かと思います。

ただし、これは運動習慣のある方に向けた設定です。**デスクワーク中心の生活、運動習慣のない方は150〜200gを目安にしましょう。**

1日の糖質摂取量150gの目安

一般的な摂取量

200〜300g

マイルド糖質制限

デスクワーク中心、ダイエットしたい
➡**150〜200g**

毎日ある程度、体を動かしている
➡**200〜250g**

茶碗に普通に盛った白米（150g）の糖質は約50gなので、朝と昼に茶碗1杯のご飯を食べ、夕飯は主食を控えておかずのみにするのが分かりやすいです。野菜や調味料などにも糖質は少なからず入っているので、朝・昼・夕食のおかずからの糖質摂取量を50ｇとします。これで1日の糖質摂取量がおおよそ150ｇとなるでしょう。

食べない投資1

「甘い飲料」は飲まない

日常生活で知らず知らずのうちに砂糖（＝糖質）を摂取してしまう代表格が、缶コーヒーや清涼飲料水など市販の飲料です。水分補給のためにとスポーツドリンクを常飲する方もいますが、こちらも飲み過ぎは糖質の過剰摂取につながります。例えば500㎖のスポーツドリンクに含まれる糖質は20〜34g、角砂糖5〜8個分に相当します。

いずれも短時間で大量の糖質を体内に取り込むことになるため、血糖値に強い悪影響を及ぼします。今後、**口にする飲み物は「水」「茶」「砂糖を添加しないコーヒー」の3択を基本にしましょう。**

食べない投資2

糖度の高い「果物」「野菜」は避ける

ビタミンやミネラル、食物繊維の摂取源にもなる野菜や果物。しかし、中には糖度が高いものもあり、血糖値に大きなインパクトを与えます。

糖度の高い果物や野菜は、少量を時々楽しむ程度が正解です。**果物の中でも糖質が比較的少ないのは、グレープフルーツ、イチゴやブルーベリー、スイカ、キウイフルーツなど。**糖質が多めなのは、バナナやブドウ、柿、リンゴなど。

野菜なら、かぼちゃやれんこん、じゃがいもなどの根菜に糖質が多く含まれます。覚えておくと良いでしょう。

糖質が比較的多い野菜

いも、根菜、穀類

例

じゃがいも
（皮なし、中サイズ1個：100g）
… 糖質**8.4g**

れんこん
（小1節：100g）
… 糖質**13.5g**

西洋かぼちゃ
（1/12個：100g）
… 糖質**17.1g**

とうもろこし
（可食部2/3本分：150g）
… 糖質**13.8g**

糖質が比較的少ない野菜

葉物野菜、果菜

例

小松菜
（1/2束：100g）
… 糖質**0.5g**

トマト
（中1/2個：100g）
… 糖質**3.7g**

ブロッコリー
（1/2個：100g）
… 糖質**0.8g**

食べない投資 3

「白い主食」に別れを告げる

精製された白米や小麦粉、砂糖は、その過程でビタミン・ミネラル、食物繊維を失っています。これらはエンプティカロリー食品と呼ばれます。食べるとカロリーは得られますがビタミン・ミネラルが摂れず、体は栄養失調状態に。食物繊維も乏しいため、食べると血糖値の乱高下を引き起こします。

糖質を摂る際は、未精製の穀類を選ぶ方が、栄養価が高くなります。未精製の穀類とは、ひと言でいえば「茶色い主食」です。**玄米や全粒粉に含まれるビタミンB群は糖質代謝をサポートし、食物繊維は血糖値の上昇スピードを緩やかにします。**

主食は「ホールフード」を選ぶ

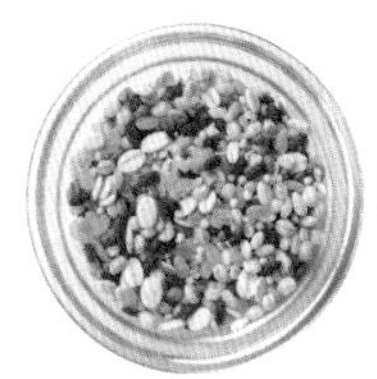
雑穀米

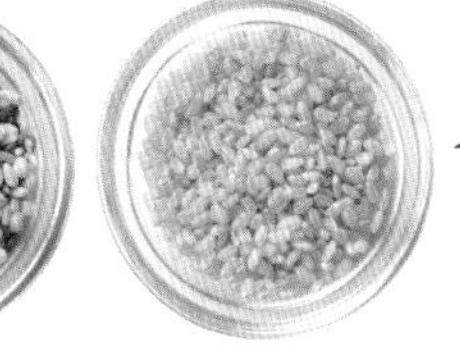
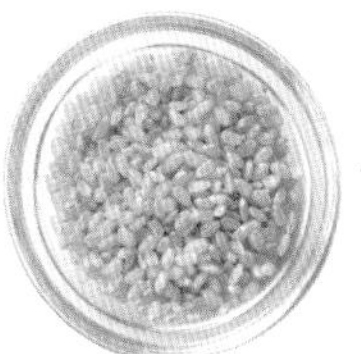
玄米

玄米と白米を比べると…

(炊飯後100g当たり)	白米	玄米	白米に比べると…
糖質	35.6g	34.2g	ほぼ同量
ビタミンB1	0.02mg	0.16mg	8倍⬆
カルシウム	3.0g	7.0mg	2.3倍⬆
鉄	0.1g	0.6mg	6倍⬆
マグネシウム	7.0g	49.0mg	7倍⬆

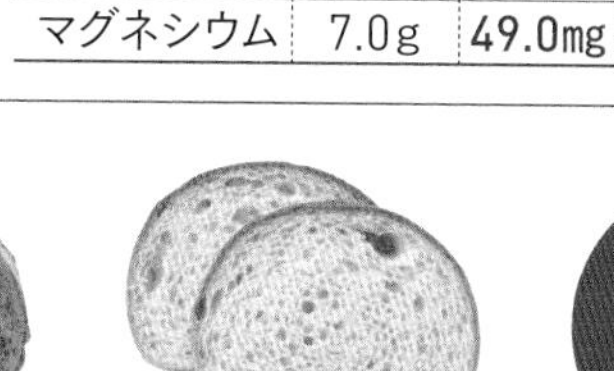

全粒粉パスタ　ライ麦パン　ブランパン

茶色の主食を選ぼう

主食の色を選べない時は食べる順番を工夫する

1. 副菜（野菜、きのこ、海藻、豆など食物繊維を豊富に含むもの）
2. 汁物
3. 主菜（肉、魚、卵など）
4. 主食（ご飯、パン、麺など）

食物繊維
糖質の消化・吸収スピードをゆっくりにし、血糖値の急上昇を防ぐ。

食べない投資4
食べる時間に注意する

食事は、同じ食べ物を同じ量食べたとしても、食べる時間帯によって、体の中での活かされ方が変わります。胃腸など消化器官の働きは時間帯によって異なることが分かっています。

午前中は、排泄を中心としたリセットタイム。**朝食はあっさりとしたものを軽く**、がちょうど良いでしょう。

午後に入ると消化力が高まるので、**昼食は栄養たっぷりのものをしっかりめに**食べます。

夜になると、体は栄養素を吸収して溜め込むモードに切り替わります。**夕食は脂質を摂り過ぎず、空腹を感じない程度に軽く済ます**、が正解です。

食べない投資5
トランス脂肪酸（植物油脂）

「ショートニング」「植物性油脂」「植物油脂」などの表記を目にしたことがあるでしょうか。これらの正体は「食べるプラスチック」とも呼ばれるトランス脂肪酸です。マーガリンやファットスプレッド、サラダ油、ひまわり油、コーン油などにも含まれます。

トランス脂肪酸は通常の脂肪酸とは構造が異なります。そのため細胞膜の変形の原因となり、体内に炎症を起こすといわれているのです。

炎症について考える時、摂りたい油と避けるべき油の知識は必須です。調理や食事の際は、下図で紹介する油の種類を意識します。

選ぶ油

- バター、ラードなどの動物性油脂（摂り過ぎには注意）
- アジ、イワシ、サバなどの青魚
- 低温抽出のココナッツオイル
- オリーブ油、えごま油、アマニ油（いずれも生食）

○

選ばない油

- マーガリン、ショートニング、ファットスプレッド、植物油脂、植物性油脂などのトランス脂肪酸
- サラダ油、ひまわり油、コーン油など植物由来の油脂

△

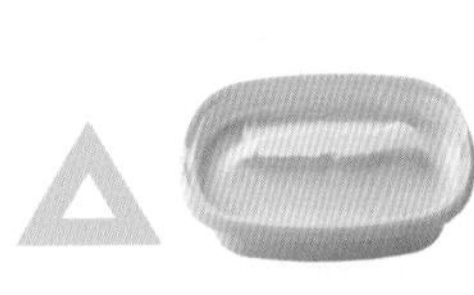
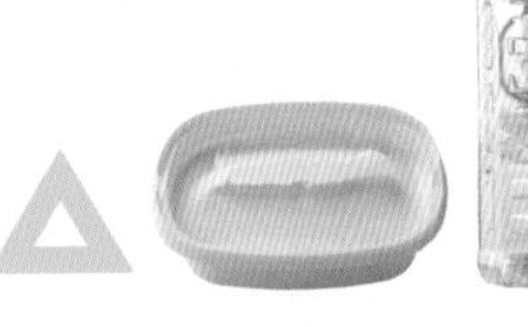

食べない投資6

揚げ物など高温調理された食べ物

キツネ色の揚げ物やこんがり焼き目のついた食事には、「AGEs（終末糖化産物）」という老化促進物質が大量に含まれます。肌にシミ・シワ・くすみを生む、血管に影響して動脈硬化を起こすなど、様々な悪影響を引き起こします。

AGEsは体内で起こる反応もあるため加齢とともに増えていきますが、食事からの摂取を避ければ増加スピードを緩めることができます。ポイントは**「より低温で調理されている」こと**です。つまり、**AGEs摂取のリスクが最も低いのは、生食**となります。

高温調理に注意

高温で調理された焼き物や揚げ物の焦げには、「AGEs」という物質が含まれ、アンチエイジングの世界では最強の老化促進物質といわれます。日々の食事では、「ゆでる」「蒸す」など、より低温で調理されたものを選びましょう。

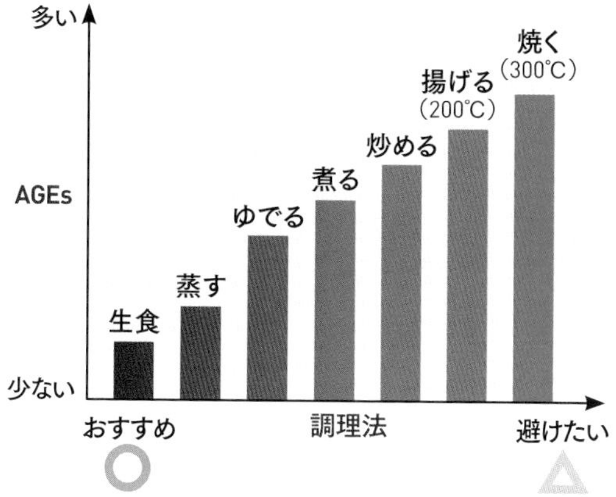

多い
AGEs
少ない
生食
蒸す
ゆでる
煮る
炒める
揚げる（200℃）
焼く（300℃）
おすすめ ○
調理法
避けたい △

食べない投資7

食品添加物

日本では、諸外国で禁止されている食品添加物が認可を得ていることが多いです。P.36のトランス脂肪酸もその典型。最近は食品事業者による自主的な努力により、低トランス脂肪酸の食品も販売されていますが、巷にはまだ健康を損なう食品添加物が流通しています。例えば、ハム、ソーセージなどの食肉加工品に使われる「リン酸塩」は、血中リン濃度を上昇させ、動脈硬化や腎機能障害などを引き起こします。

食品添加物の中には、人体への影響がまだ解明されていないものも多数あります。商品の成分表示を確認し、添加物の少ないものを選びましょう。

食べない投資 8

有毒金属をなるべく避ける

知らないうちに体内にため込んでしまいがちなのが「有害金属」。炎症を起こし、アレルギーや疲労、肌荒れ、関節や筋肉の痛みなど、様々な症状を引き起こします。左に例を挙げます。

- **ヒ素**：農薬、殺虫剤、排気ガスなど
- **水銀**：魚介、防カビ剤、アマルガム（歯科充填剤）など
- **カドミウム**：タバコ、タイヤ摩擦粉塵など
- **鉛**：タバコ、毛染め、鉛管による水道水など
- **アルミニウム**：加工食品（食品添加物）、胃薬（酸化アルミニウム）など
- **ニッケル**：化粧品など

食べない投資 9

過度な飲酒を卒業する

アルコールは体内に取り込まれると、代謝の過程で「アセトアルデヒド」という有害物質になります。このアセトアルデヒドには、遺伝子に直接作用して発ガンを促進する働きや、活性酸素の産生量を増やして炎症反応を起こしやすくするリスクがあります。

アセトアルデヒドを分解する能力には個人差がありますが、**最も注意が必要なのが、ビール1杯で顔が赤くなっても、経験を積めばある程度飲めてしまう「AG型」**の方。量は飲めても分解は遅いため、長時間体内にアルデヒドが残留し、食道ガン、咽頭ガン、喉頭ガンのリスクが高いといえます。

「普通に飲める」人は要注意

GG型	AG型	AA型
分解能力・強	分解能力・中	分解能力・弱
「GG型」はアルコールを効率良く分解できる酒豪タイプ。体質的に大量に飲めてしまうので、発ガンよりアルコール中毒へのリスクマネジメントが必要です。	「AG型」は最も注意が必要。ビール1杯で顔が赤くなっても経験を積めばある程度飲めてしまいますが、アセトアルデヒドの分解は遅く、長時間体内に有害物質が残留するため、発ガンリスクが高め。	「AA型」は、いわゆる下戸。体質的にアルコールを受け付けないので、飲酒による発ガンを心配する必要はありません。

食べない投資10
タバコを卒業する

「百害あって一利なし」とは、まさにタバコのための言葉かもしれません。その健康被害は、ガンをはじめ虚血性心疾患（狭心症、心筋梗塞など）や脳卒中の原因になるなど、広く認識されています。近年では喫煙が骨格筋を損傷することも明らかにされました。

電子タバコは安全と考える人も多いようですが、米国では電子タバコによる喫煙を起因とする肺疾患が急増しています。残念ながら最新研究では電子タバコの方がさらに危険性が高いことが指摘されています。2019年より米国で規制の強化が進み、この動きはインドやタイなどにも広がっています。

食べない投資11
ファスティングを習慣化する

時には「食べることを休む」方が、胃腸や肝臓などの消化器系統が修復されて、調子が整いやすくなります。

最近の研究で、短期間の断食が慢性炎症の改善につながることが明らかになりました。12名の健常者を対象に、数日間の断食前後の血液細胞の変化を調べたところ、炎症反応に呼応して数を増やす単核球が減少傾向にあることが報告されています。

空腹感を抱く時間が少ないと感じたら、意識的にファスティングタイムを設けましょう。

おすすめは、簡単にできる「休みの日のプチ断食」です。にんじん1本、トマト1個、レタスもしくはキャベツ3枚、あればほうれん草1／2束をミキサーにかけ、1日3回、食事の代わりに飲みます。りんご1個やレモン汁1個分を足すと、飲みやすくなります。

ファスティングの方法は様々ありますが、水以外口にしないような方法は専門家の指導を仰ぎましょう。

「いつもの食事」を「投資」に変える

「食べる投資」を3つのお皿に当てはめる

ここまでで、10の「食べる投資」と11の「食べない投資」をご紹介してきました。これらを実践し、継続することで、心身の栄養状態は最適化され、最も高いパフォーマンスを発揮します。不調や病気と無縁の体、ストレスに負けない精神力、やる気に満ちた毎日——あなたの人生を、より充実したものに変えてくれるでしょう。

実践の際は、左ページで紹介する「3つのお皿」を意識すると、より効果を発揮しやすくなります。

様々な栄養素を摂取して、効率的な健康投資につなげる

食品は、単品では人間に必要な栄養素の種類や量を満たすことができません。そのため複数の食品を組み合わせ、栄養素を補い合う必要があります。

食事の際は「主食」「主菜」「副菜」3つのお皿を意識すれば、細かい栄養計算をしなくても、多様な食品を摂れます。生命活動に必要な「5大栄養素＝タンパク質・脂質・炭水化物（糖質＋食物繊維）・ビタミン・ミネラル」が自然と補えます。

ここまでにご紹介してきた「食べる投資」「食べない投資」も、3つのお皿に当てはまるように献立を組むことをおすすめします（献立例は朝食P.45、昼食P.75、夕食P.97参照）。摂取した栄養素が体内でより効率良く活用され、効果的な健康投資につながります。

3つのお皿は、一汁一菜のように3種類の品数が必要ということではありません。ひと皿で主食・主菜・副菜を兼ねるメニューでもOK。また、献立は全て手作りしなければならないわけでもありません。主菜を一品だけ作り、副菜は中食を活用、ご飯はまとめて冷凍したものを活用するなど。重要なのは、投資になる食事を続けること。継続し、当たり前の習慣にすることです。

3つのお皿を献立の基本にする

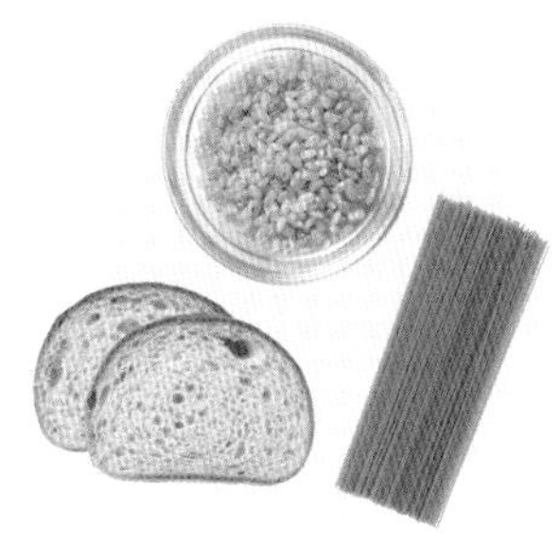

主食 ＝ご飯やパン、麺など炭水化物（糖質＋食物繊維）

- 主食に多く含まれる糖質は、脳細胞のエネルギー源となる
- 過剰摂取も、行き過ぎた糖質制限も健康に悪影響を及ぼすため、適量の摂取を心がけたい（➡p.33参照）
- 白米や小麦粉より、玄米や全粒粉のパンなど「茶色い主食」を選ぶことで、ビタミンやミネラル、食物繊維の摂取にもつながる

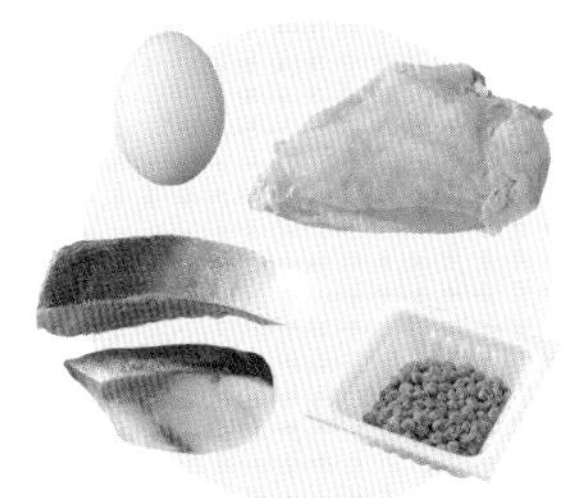

主菜 ＝魚、肉、卵、大豆製品など

- 栄養的には、体を作るために必要なタンパク質や脂質が含まれる
- 魚や肉の1食の目安は80-100g（片手の手のひらにのる程度）
- 肉は食べ過ぎやすいことに注意。家でのレパートリーの少ない魚は外食、テイクアウト品も併せて上手に取り入れる

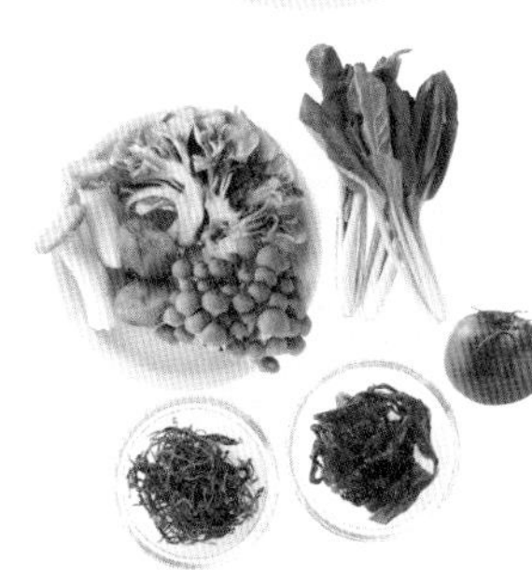

副菜 ＝野菜、きのこ、海藻など

- 体の調子を整えるビタミン・ミネラル、食物繊維の摂取源になる
- 分量で1日350g以上、皿数で4-5皿が目安
- 葉物野菜・果菜・根菜、様々な野菜を取り入れる。根菜は糖質が多いので摂り過ぎに注意する
- 野菜だけで一品作らなくても、魚・肉と野菜を組み合わせて一品にしても良い

食事は3つのお皿が揃うようにする

例えば…

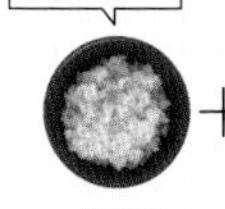
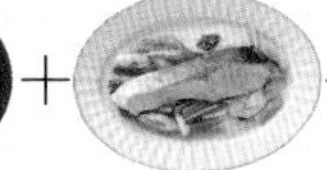
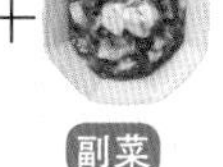
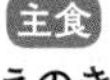

主食 えのきご飯（➡p.52）＋ 主菜 鮭と野菜のレンジ蒸し（➡p.56）＋ 副菜 長いもとめかぶの酢の物（➡p.70）

主食・主菜・副菜はひと皿で兼ねても良い

例えば…

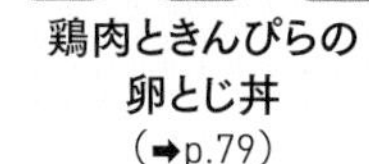

主食＋主菜＋副菜 鶏肉ときんぴらの卵とじ丼（➡p.79）

例えば…

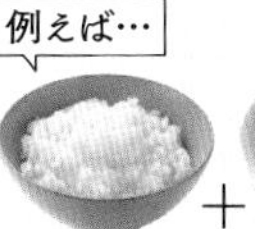
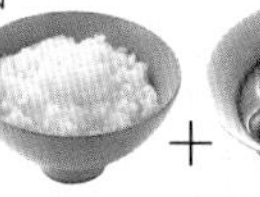
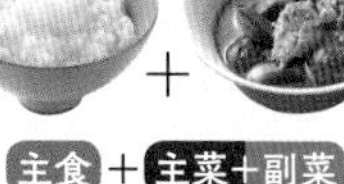

主食 ご飯 ＋ 主菜＋副菜 鮭中骨缶のスープカレー（➡p.110）

「足りないもの」を把握して「次の食事」を決める

「食べる投資」で実践した食事を振り返り、継続して効果を発揮するためにも、日々の食事内容や体調の変化を記録することをおすすめします。

一昨日の夕食のメニュー、覚えていますか？ 1週間前の休日は、何を食べましたか？ 意外と思い出せないことも多いものです。スマートフォンで写真を撮るだけでも良いのですが、写真ではなく書いた方が記憶に残ります。

記録し、それを見直すことで、メニューや使う食材の偏りに気づきます。次に食べるものを決める手掛かりになり、効果的なパフォーマンスアップにつながります。

食事記録で「食べる投資」を習慣に

① 足りないものを把握する

食事内容が「食べる投資」に当てはまっているかを確認します。毎日の食事で使う食材や作るメニューは、意外と偏りがあるものです。「アボカドは食べたことがなかった」「献立は肉ばかりだな」など、足りていないものや偏りに気づいたら、次の食事で取り入れます。

② 食事をより健康的なものに「置き換える」

健康に良いことを始めようとする時、品数を増やすなど「プラスする」ことを考えがちですが、そうではありません。肉ばかりであれば魚に変えるなど、「より良い選択に置き換える」イメージで食事を決めていきましょう。

③「良い結果」に気づいて挫折を防ぐ

「食べる投資」は薬のような即効性はなく、続けることで少しずつ体が変化していきます。記録をとることで、良くなった食事習慣、体調の変化に目を向け、健康効果を実感しやすくなります。挫折を防ぎ、食べる投資を継続し、習慣化しやすくなります。

part 2

「食べる投資」になる朝食レシピ

健康は気になるけれども、
朝は時間の確保が難しい方に向けて、
時短調理でもしっかり健康投資になる
朝食レシピをご紹介します。

朝食を「食べる投資」にするポイント

朝は排泄を中心としたリセット時間

P.36でもお伝えした通り、朝は排泄を中心としたリセット時間。**朝食はあっさりしたものを軽く**摂ります。

朝に食欲が湧かない方は、夕食を食べ過ぎている可能性もあります。その場合は、夕食を胃にやさしいメニューに変えてみましょう。

朝食は、睡眠時間を挟むため夕食から時間があき、空腹期間が長くなります。**汁物や野菜中心のメニューを最初に食べて血糖値の上昇を緩やかにする**と良いでしょう。

朝食は栄養価が高い食材を中心に

朝食は「きちんと作る」よりも「揃えて食べる」ことを意識して、**下ごしらえ済みの食材や市販品を積極的に活用**しましょう。

ブロッコリーや青菜はゆでておきしたものを使ったり、ミニトマトやメカブなど、火を通さないで食べられるものを食卓に並べたり、P.50「ひじきの混ぜご飯」のように、市販品を混ぜるだけの一品でも、白米だけより栄養価が高まります。**栄養価が高い食材を中心に取り入れるのがポイント**です。

朝食の段取りは夕食時に済ませるとスムーズ

朝食の時短を叶える方法としておすすめなのが、**夕食時に翌日の朝食の準備も済ませてしまう**こと。P.56「鮭と野菜のレンジ蒸し」やP.58「シャクシュカ風」のように、朝は電子レンジで加熱するだけ、卵を落とすだけ、の状態にしておけば、朝食時の負担は小さくなります。

P.52「里いもご飯」やP.65「スパニッシュオムレツ」のように、**作ったものを冷凍しておき、朝は解凍するだけ**にするのも良い方法です。

おすすめの献立

献立例 ① 電子レンジ調理で時短献立

主菜を電子レンジで作り、加熱時間に副菜を準備。
青菜、根菜、きのこと海藻、様々な食材を使い、時短でも栄養バランスの良い献立です。

主食 食べる投資 2

えのきご飯 （➡p.52）

食物繊維が豊富なきのこがたっぷり入った主食です。

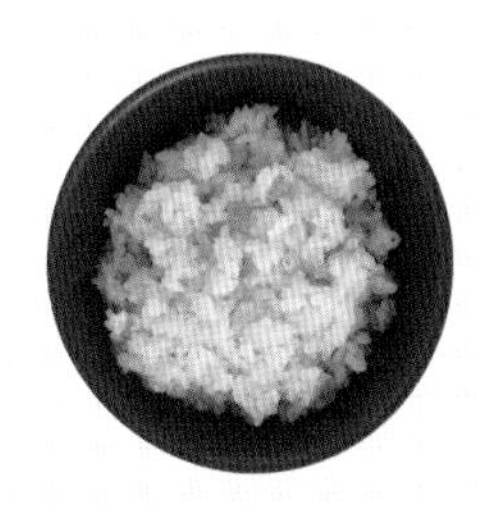

＋

主菜 食べる投資 3･4

鮭と野菜のレンジ蒸し （➡p.56）

器に食材をのせてラップをかけ、電子レンジで加熱するだけ。

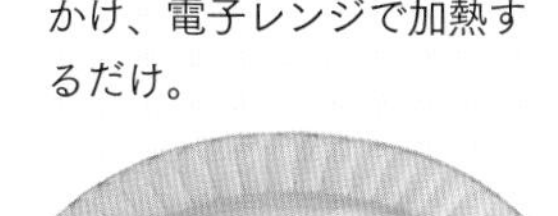

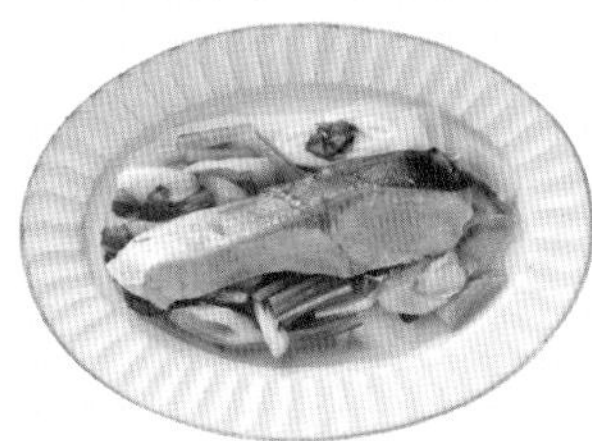

＋

副菜 食べる投資 7

長いもとめかぶの酢の物 （➡p.70）

DHEA摂取に、和えるだけの一品。食欲がない朝でもさらっと喉を通ります。

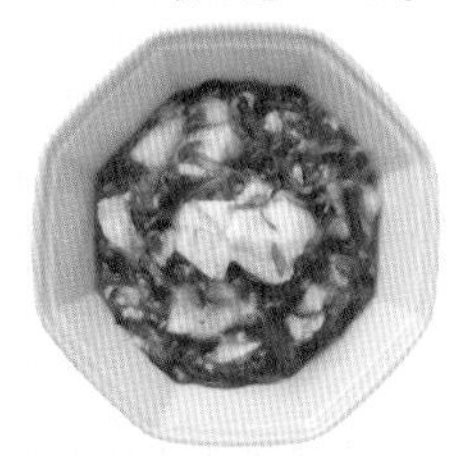

献立例 ② タンパク質がしっかり摂れる献立

不足しがちなタンパク質がしっかり摂れる献立。
その分、野菜が少ないので昼食でしっかり食べる、あるいはトマトジュースで補いましょう。

主食 食べる投資 2

ライ麦パンとミックスビーンズのピザトースト （➡p.55）

全粒粉のパンでビタミンやミネラル、食物繊維も摂取。豆は食物繊維源にも。

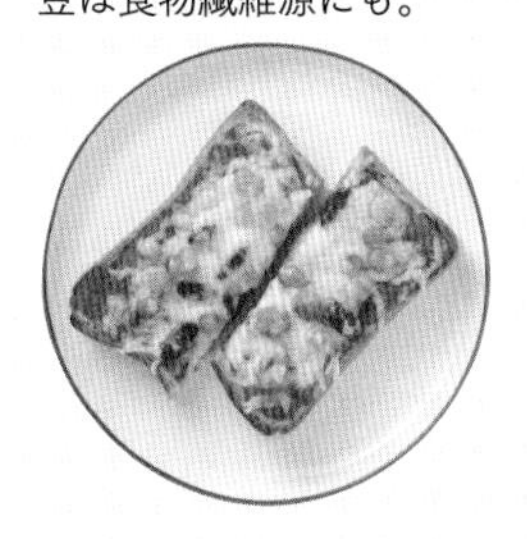

＋

主菜 食べる投資 3

アボカドスクランブルエッグ （➡p.62）

卵は食物繊維とビタミンC以外の主な栄養素、アボカドは良質の脂質を含みます。

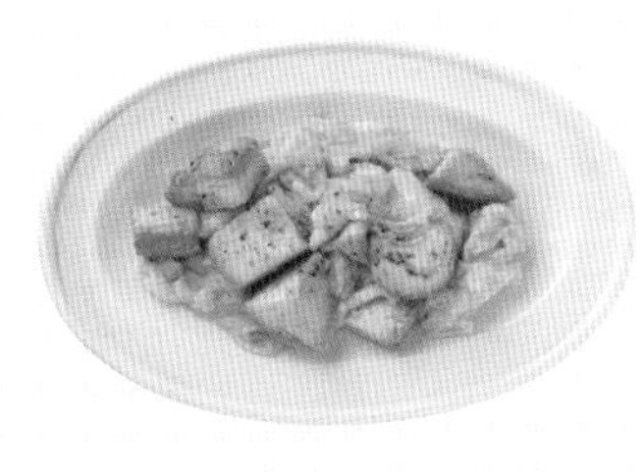

＋

食べる投資 5･9

コーヒー＋ココナッツオイル （➡p.66）

朝、コーヒーを飲む習慣がある方は、ココナッツオイルをプラスして健康投資。

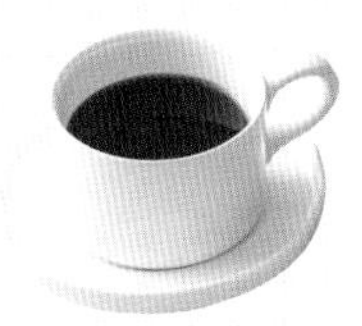

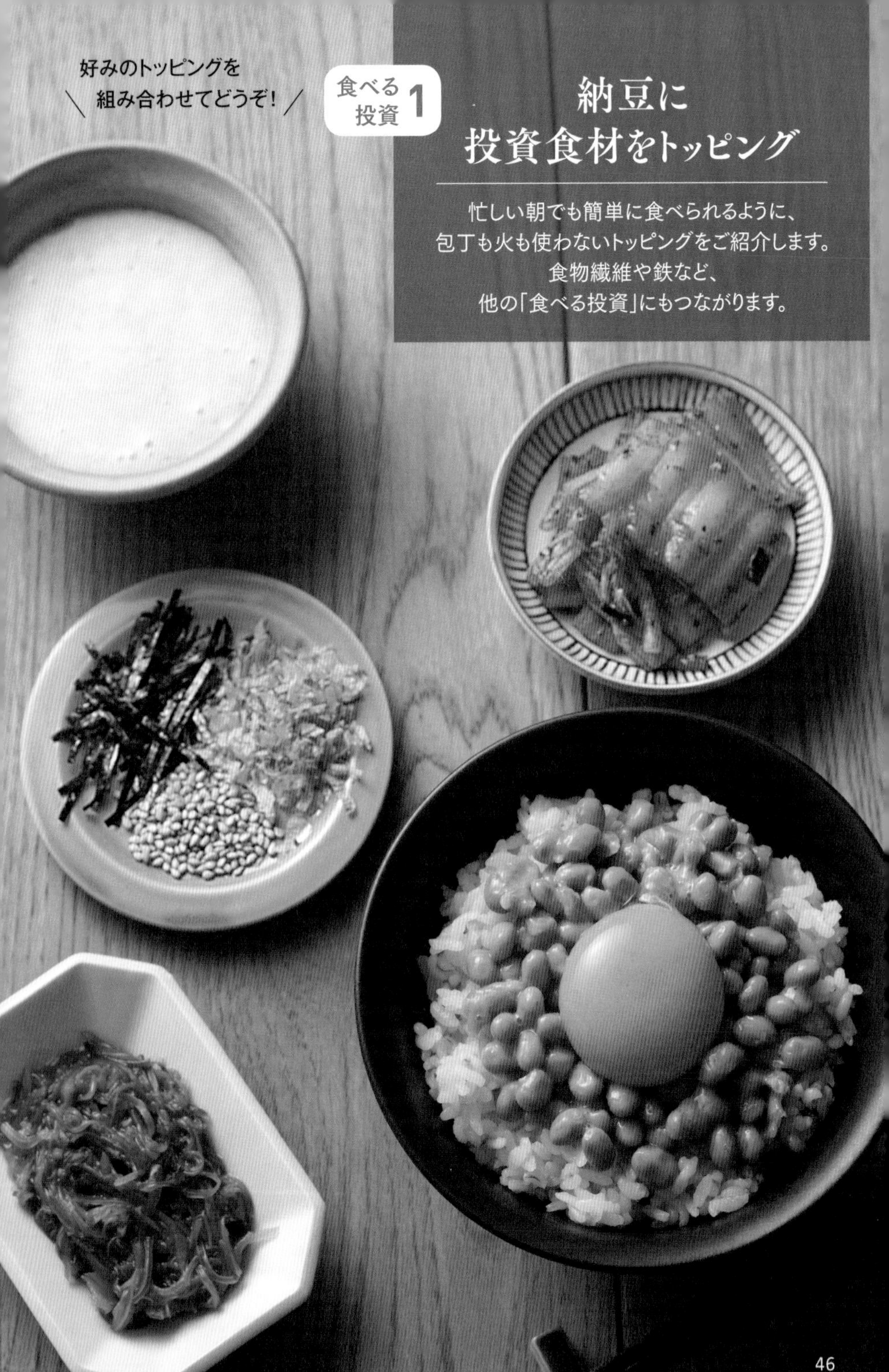

好みのトッピングを
＼ 組み合わせてどうぞ！／

食べる投資 1

納豆に投資食材をトッピング

忙しい朝でも簡単に食べられるように、
包丁も火も使わないトッピングをご紹介します。
食物繊維や鉄など、
他の「食べる投資」にもつながります。

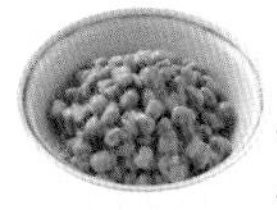

納豆 × 投資 2 (➡p.12)

食物繊維でメンタルを強化する

めかぶ・もずく

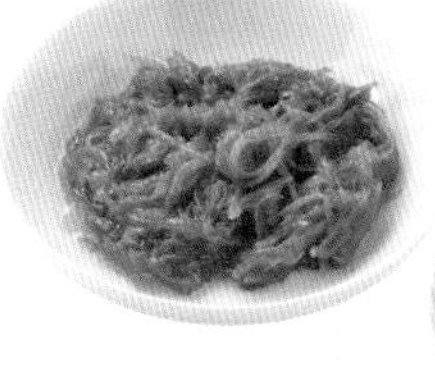

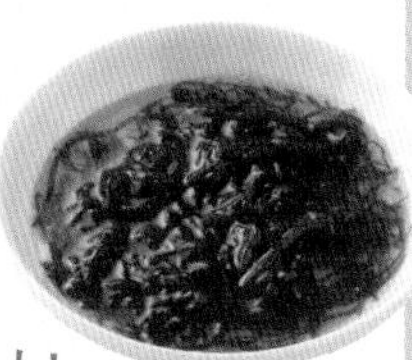

注目の健康効果も!

めかぶやもずくに含まれる「フコイダン」という成分は、ヌルヌルとしたぬめりの元であり、優秀な食物繊維成分。フコイダンは、抗ガン・コレステロール低下・血圧低下・抗ウイルス作用など、様々な機能が解明されています。

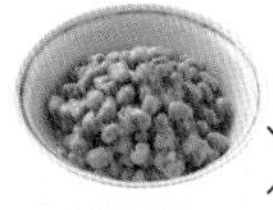

納豆 × 投資 2 (➡p.12)

食物繊維でメンタルを強化する

キムチ

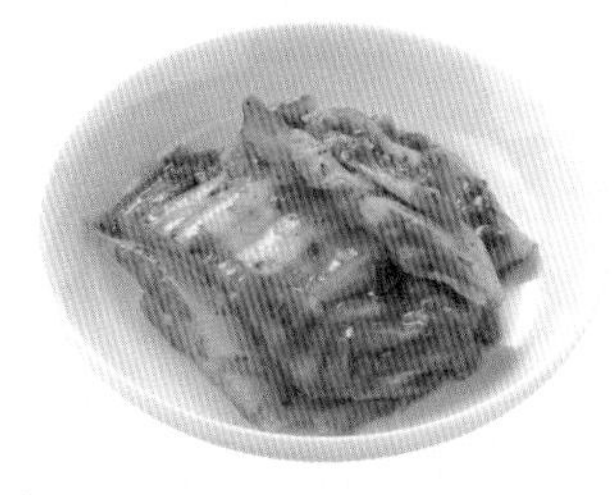

食物繊維＋乳酸菌が摂れる

様々な野菜を使って作られたキムチには、食物繊維が豊富です。生きたまま腸に届きやすい植物性乳酸菌が多く含まれるため、善玉菌が多くなり、腸内環境を改善する効果も見込めます。納豆とは発酵食品同士で、味の相性も抜群です。

「納豆ご飯」を糖質オフ

本書では「マイルド糖質制限」をおすすめしていますが（➡p.33)、「納豆にはご飯が欠かせない！」という方もいるでしょう。最近は「カリフラワーライス」(お米の代わりにカリフラワーを細かく砕いたもの）など、野菜をベースにした代用食もあります。糖質がぐっと抑えられ、ビタミンCがプラスできるのも魅力的。ご飯と混ぜるとおいしく食べやすいです。糖質オフではありませんが、主食に玄米や雑穀米を使ったり、p.50-でご紹介するように、主食に食物繊維源を混ぜることでも、ビタミン・ミネラル、食物繊維の摂取につながります。こちらの方法もおすすめです。

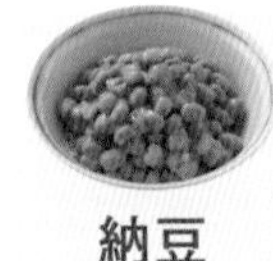

納豆 ×

投資3 （➡p.16）

タンパク質を考える～魚の効用

しらす干し・ちりめんじゃこ

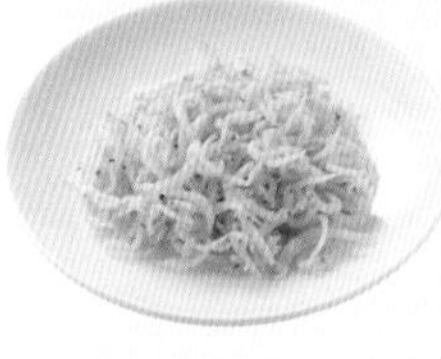

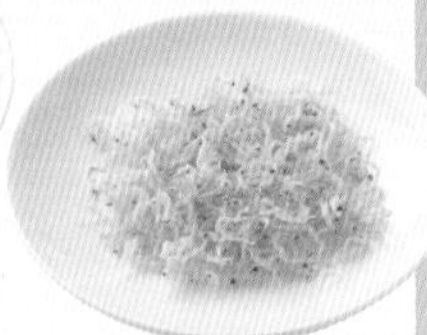

冷凍OK！ 常備がおすすめ

身近で食べやすい魚の代表格。冷凍保存も可能なので、常備がおすすめです。タンパク質だけでなく、カルシウム、ビタミンDも豊富です。卵やのり・ごま・かつお節など他のトッピングと合わせて丼にしても美味。

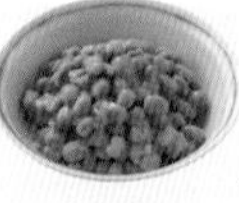

納豆 ×

投資2 （➡p.12）

食物繊維でメンタルを強化する

塩昆布

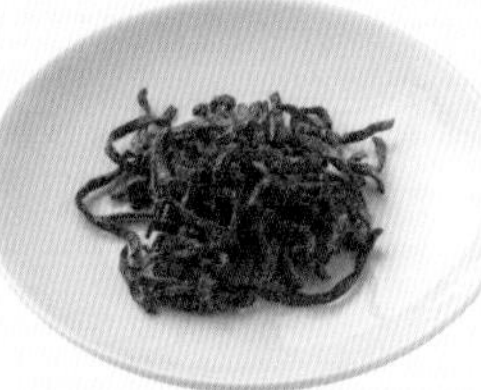

ひとつまみでミネラルの摂取にも

食物繊維だけでなく、カリウムやカルシウムをはじめとしたミネラルや、ビタミンKなども豊富に含む栄養価の高い食品。ただし塩分量が多いので摂り過ぎに注意が必要です。納豆に付属のたれを減らし、塩昆布はひとつまみのせる程度に。

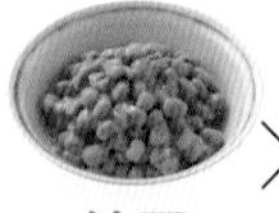

納豆 ×

投資3 （➡p.16）

タンパク質を考える～魚の効用

卵

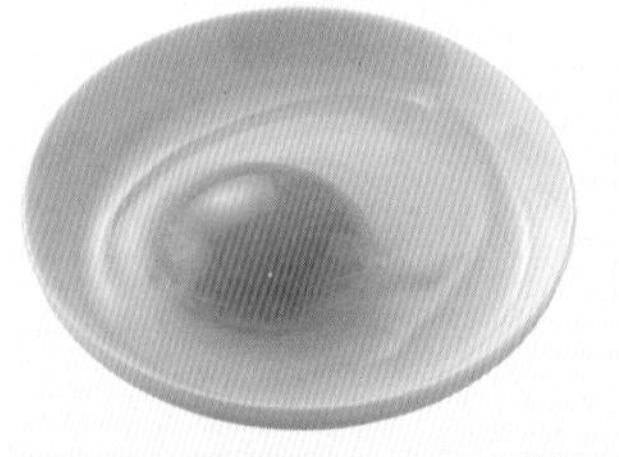

お手ごろで良質なタンパク質源

アミノ酸スコア100の良質なタンパク質源。食物繊維とビタミンC以外の主な栄養素を含み、卵の脂質には必須脂肪酸のリノール酸も豊富です。タンパク質は卵黄にも卵白にも含まれるため、納豆には、丸ごとのせるのがおすすめです。

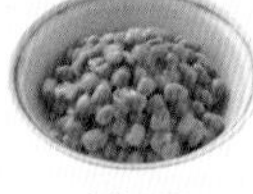

納豆 ×

投資2 （➡p.12）

食物繊維でメンタルを強化する

ザーサイ

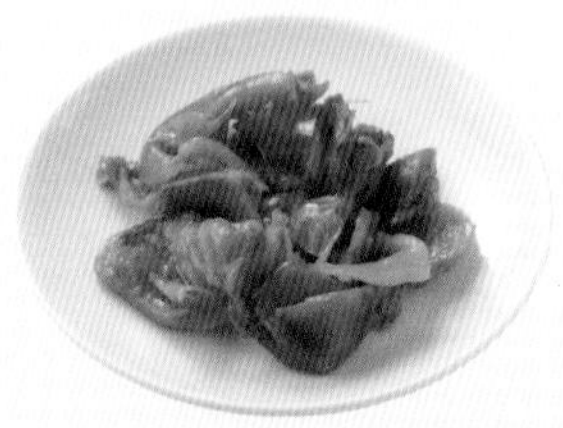

ごま油を少し垂らせば中華風

独特の香りと歯ざわり、やわらかくしっとりした食感のザーサイ。水溶性食物繊維と不溶性食物繊維、2種類の食物繊維に加え、発酵食品のため植物性乳酸菌も含みます。刻んで納豆にのせ、ごま油を少し垂らすとぐっと風味が増します。

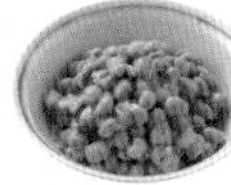

納豆 × 投資 7 (➡p.28) 男性ホルモンを増やす

とろろ

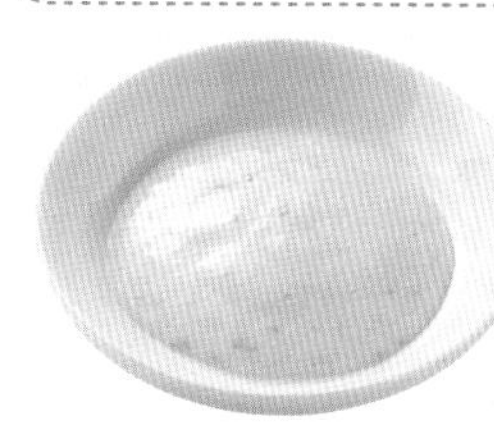

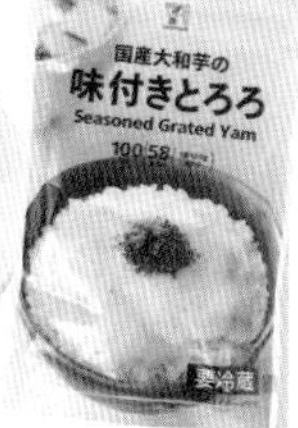

のどごし良く栄養満点

使うたびにすりおろすのが手間であれば、まとめてすりおろして製氷器で冷凍しておくと便利。また、スーパーやコンビニエンスストアですりおろしたとろろいもの小分けパックが販売されているので、そちらを活用するのもおすすめです。

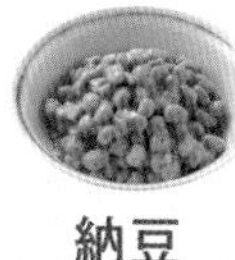

納豆 × 投資 6 (➡p.26) 女性は鉄をチャージする

のり･ごま･かつお節

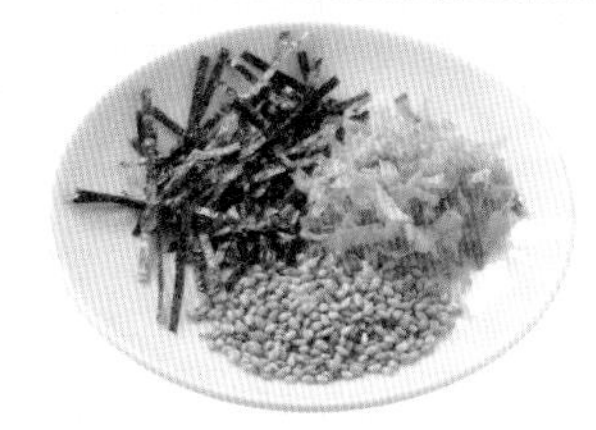

他の食材と組み合わせても美味

1回に食べるのは少量ですが、いずれも鉄だけでなく、各種ビタミン・ミネラルを豊富に含む栄養価の高い食材です。他の食材と組み合せやすいので、常備して習慣的にトッピングすることで、継続的な栄養摂取につながります。

納豆の味付けを変えて楽しむ

納豆は付属のたれがあるので味付けがワンパターンになりがちですが、意外な調味料や食材をプラスするだけで、ひと味違った楽しみ方ができます。

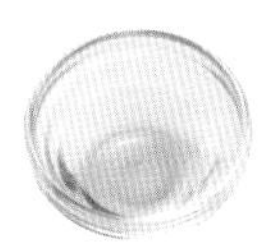

酢　納豆のやさしい旨味と酢の酸味で、さっぱりと食べられます。

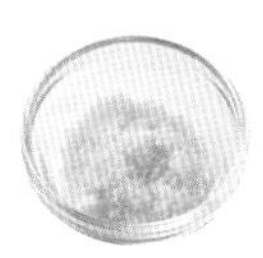

粉チーズ　意外な組み合わせに思えますが、チーズの旨味が納豆を引き立てます。

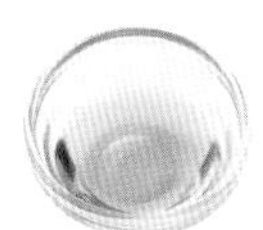

オリーブ油　納豆の匂いやくせが和らぎ、食べやすくなります。

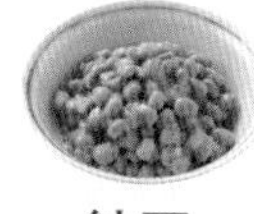

納豆 × 投資 6 (➡p.26) 女性は鉄をチャージする

サバ缶

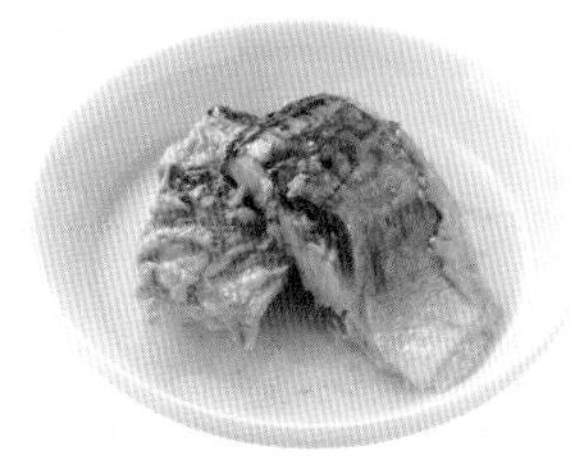

鉄＋タンパク質で吸収率UP

サバの血合い部分には、鉄や、赤血球の合成に深く関わるビタミンB_{12}が豊富。サバ缶はアミノ酸スコア100、ビタミンDも含む優秀なタンパク質源です。タンパク質には鉄を体内で吸収しやすくする働きがあり、より吸収率が高まります。

食べる投資 2 食物繊維源は主食に混ぜて血糖値上昇を抑える

食物繊維が豊富な食材を使った主食のレシピです。
白いご飯を食べる場合でも、食物繊維と併せて摂ることで、
血糖値の上昇を緩やかにする効果も期待できます。

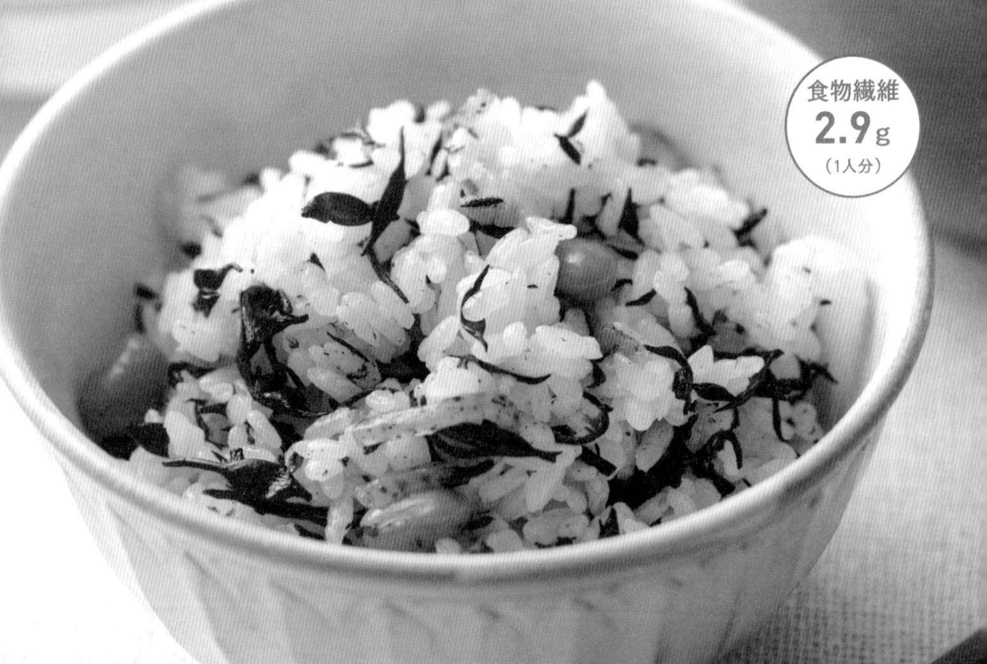

食物繊維
2.9g
（1人分）

調理時間
5分

ひじきは食物繊維だけでなく、マグネシウムや鉄も豊富。

ひじきの混ぜご飯

》材料（2人分）

ひじきの煮物（市販品）
…80g
ご飯…260g（茶碗軽く2杯分）

》作り方

1. ご飯にひじきの煮物を混ぜる。

[286kcal/1人分]

手軽に栄養プラス

市販品を活用して簡単に栄養価アップ

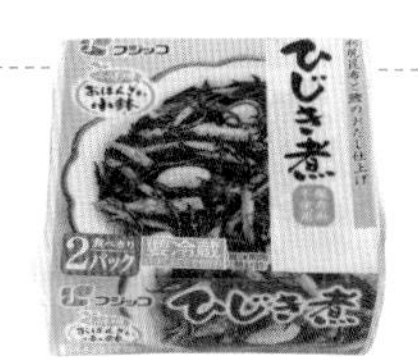

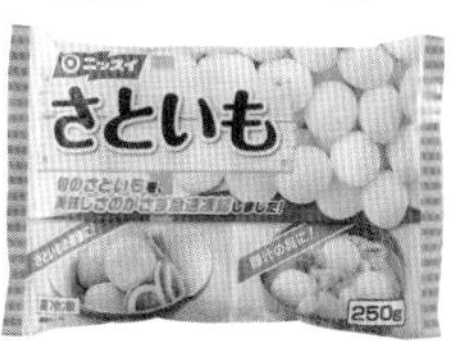

時間のない朝食は主食のみで済ませる方も多く、栄養が偏りがちです。最初から全て手作りの朝食を用意する必要はありません。まずは「調理しなくても栄養が摂れる」状態を目指しましょう。上記の「ひじきの混ぜご飯」なら、お惣菜を活用すればご飯に混ぜるだけで完成します。野菜は市販の冷凍食品を使ったり、夕食の調理時にまとめてカットして保存（➡p.23）しておけば、朝は加熱だけで済みます。

朝食に取り入れたい「しじみ」

しじみは貝類に豊富な鉄や亜鉛の他、ビタミンB群をたくさん含みます。なかでもビタミンB12が群を抜いて豊富。ビタミンB12は、別名「赤いビタミン」ともいわれ、正常な赤血球を生み出す働きをしています。不足すると、悪性貧血の原因となったり、疲れやすくなる原因になります。ファストフードなど外食続きだと不足しがちな栄養素です。

また、しじみは、アミノ酸の一種であるオルニチンが含まれます。オルニチンは、二日酔いや疲労回復に効果を発揮するといわれています。

インスタントのしじみの味噌汁も様々な種類が販売されていますし、市販のしじみの佃煮を添えても良いでしょう。朝食に取り入れやすいので、常備しておきましょう。

冷凍の里いもを活用すると手軽です。

里いもご飯

食物繊維
1.6g
（1人分）

» 材料（2人分）

米 … 1合
里いも（冷凍品も可）… 2個（正味80g）
塩昆布 … 少々

※倍量〜3倍量で炊いて、1食分ずつ小分けにして冷凍も可能。

» 作り方

1. 米は洗ってざるにあげる。里いもは皮をむいて食べやすい大きさに切る。
2. 炊飯器に米、1合の目盛まで水（分量外）を加えて、里いもをのせて炊く。
3. 炊き上がったら全体を混ぜる。器に盛り、塩昆布を振る。

[294kcal/1人分]

調理時間
5分※

冷凍
OK

※ご飯を炊く時間は除く

えのきの旨味がたっぷり。

えのきご飯

食物繊維
2.0g
（1人分）

» 材料（2人分）

米 … 1合
えのきたけ … 小1パック（100g）

» 作り方

1. 米は洗ってざるにあげる。えのきたけは細かく刻む。
2. 炊飯器に米、1合の目盛まで水（分量外）を加えて、えのきたけをのせて炊く。
3. 炊き上がったら全体を混ぜる。

[278kcal/1人分]

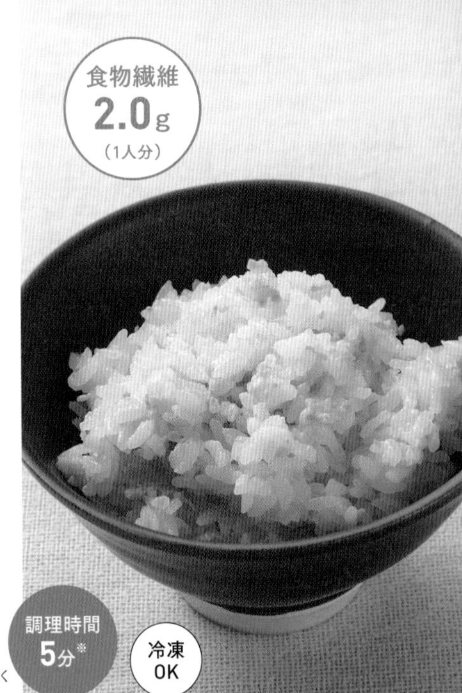

※ご飯を炊く時間は除く

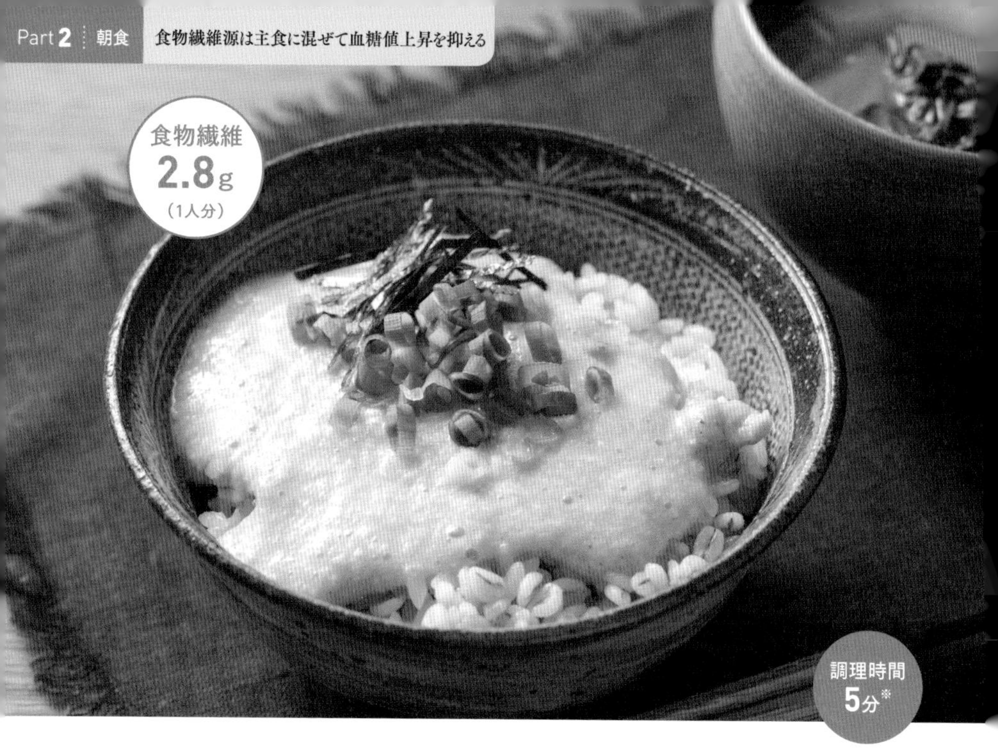

食物繊維
2.8g
(1人分)

調理時間
5分※

麦ご飯ととろろで、食物繊維リッチな主食に。

※ご飯を炊く時間は除く

麦とろご飯

》材料(2人分)

もち麦ご飯
（米ともち麦を同量の割合で炊いたものから）
…260g(茶碗2杯分)
大和いも … 100g
だし汁 … 大さじ2
醤油 … 小さじ2
小ねぎ(小口切り) … 1本
わさび … 少々
刻みのり … 少々

》作り方

1. 大和いもはすりおろし、だし汁と醤油を混ぜる。
2. 器にもち麦ご飯を盛り、1をかける。小ねぎを散らし、わさびと刻みのりを添える。

[298kcal/1人分]

手軽に栄養プラス

もち麦、大和いもで食物繊維をプラス

もち麦も大和いもも食物繊維が豊富。白米と組み合わせれば、精米の過程で除かれてしまう食物繊維を補うことができます。もち麦は押し麦でも、大和いもは長いもでもOK。

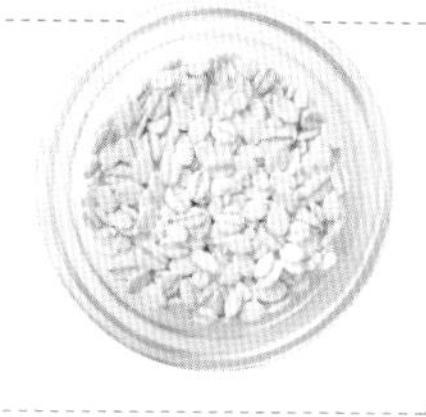

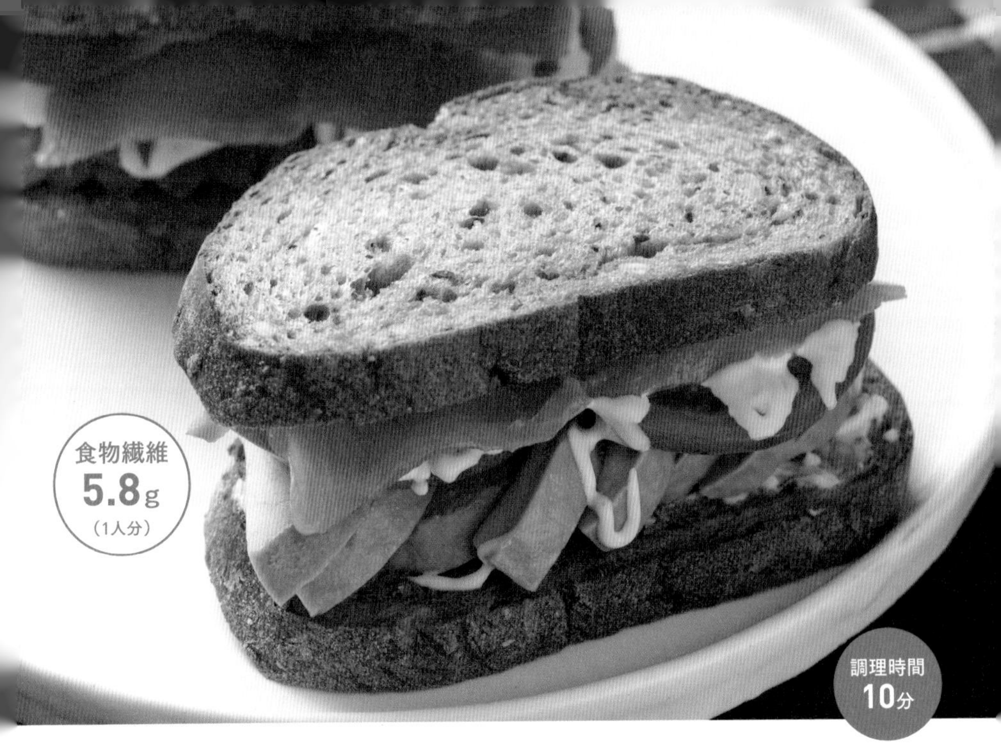

具材がライ麦パンの酸味を引き立てる。

ライ麦パンのアボカドサンド

》材料（2人分）

ライ麦パン … 4枚（60g）
アボカド … 1個
トマト … 1/2個
スモークサーモン … 50g
バター … 大さじ1
マヨネーズ … 小さじ2

》作り方

1. アボカドは皮をむいて薄切り、トマトは薄切りにする。
2. ライ麦パンの片面にバターを塗る。アボカドとトマトをのせ、マヨネーズをかけてスモークサーモンをのせる。パンで挟み、適宜食べやすい大きさに切る。

[330kcal/1人分]

手軽に 栄養プラス

パンは未精製のものを選ぶ

朝食はライ麦や全粒粉のパンなど、未精製のものを選んで食物繊維の摂取量を増やします。血糖値の急上昇を防ぎ、ビタミン・ミネラルの摂取にもつながります。独特の風味が苦手な方は、サンドイッチにすると食べやすくなります。

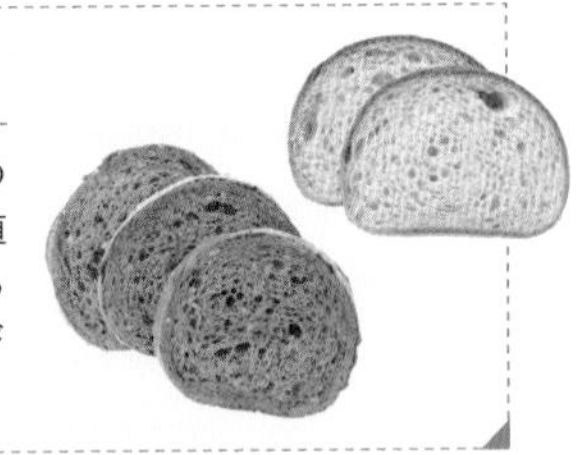

食物繊維
6.7g
(1人分)
調理時間
10分

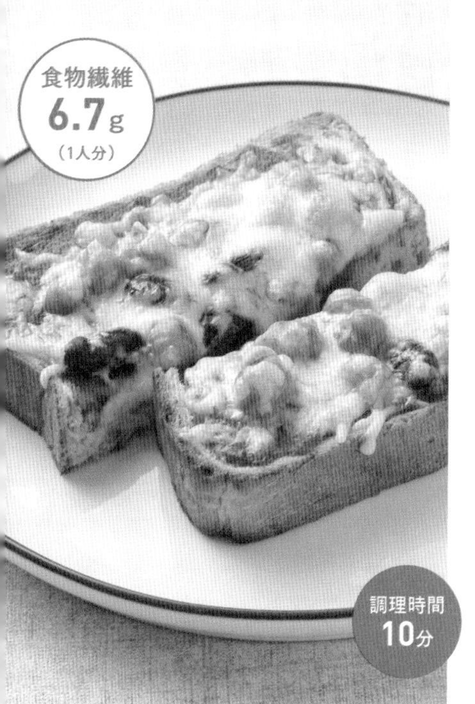

豆は食物繊維にビタミンB群も含みます。

ライ麦パンとミックスビーンズのピザトースト

》材料(2人分)

ライ麦食パン(6枚切り)… 2枚
トマトソース(市販品)… 大さじ2
ミックスビーンズ(水煮)… 50g
ピザ用チーズ … 40g

》作り方

1. ライ麦食パンにトマトソースを塗り、ミックスビーンズをまんべんなくのせる。
2. ピザ用チーズを散らし、オーブントースター(1100W)でチーズが溶けるまで焼く。

[273kcal/1人分]

食物繊維
6.2g
(1人分)
調理時間
3分

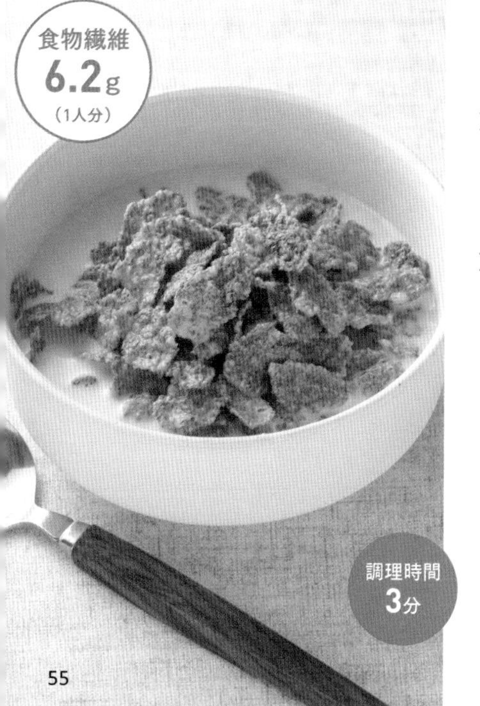

食欲がない時に、サッと食べられる。

ブランフレーク豆乳添え

》材料(2人分)

ブランフレーク(小麦ふすま入りのシリアル)
　… 120g
調製豆乳 … 2カップ

》作り方

1. 器にシリアルを入れて、豆乳をかける。

[352kcal/1人分]

小麦ふすまの「ふすま」とは、小麦粒の表皮部分のことです。糖質が胚乳(普段目にする白い小麦粉の材料)の半分以下で、食物繊維やビタミンが豊富です。

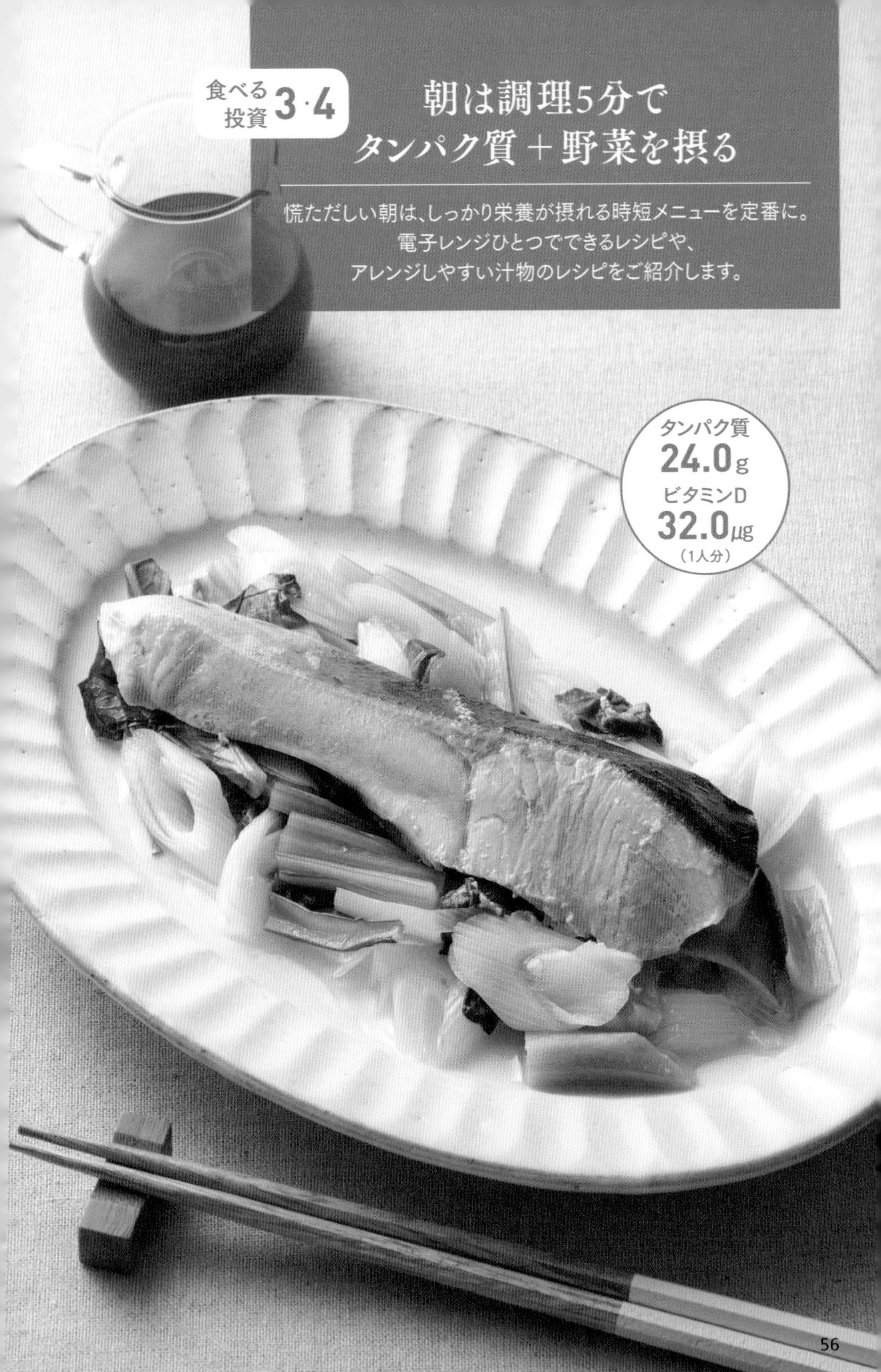

食べる投資 3・4

朝は調理5分で タンパク質＋野菜を摂る

慌ただしい朝は、しっかり栄養が摂れる時短メニューを定番に。
電子レンジひとつでできるレシピや、
アレンジしやすい汁物のレシピをご紹介します。

タンパク質
24.0g
ビタミンD
32.0μg
（1人分）

お皿に具材をのせて加熱するだけ！

鮭と野菜のレンジ蒸し

材料（2人分）

生鮭 … 2切れ
塩 … 少々
小松菜…2株
長ねぎ … 1本
酒 … 大さじ1
ポン酢醤油 … 大さじ1

作り方

1. 小松菜はざく切り、長ねぎは斜め切りにする。
2. 耐熱皿に1を敷いて、塩を振った鮭をのせる。酒を振り、ラップをふんわりとかけて、電子レンジ（600W）で5分ほど加熱する。
3. ポン酢醤油をかけていただく。

［ 163kcal/1人分 ］

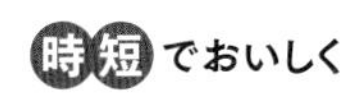

電子レンジを活用する

「鮭と野菜のレンジ蒸し」は、グリルやフライパンも使わず、お皿ひとつで完成します。その上、タンパク質源と野菜をまとめて摂れます。前日の夕食を調理する時に、お皿に具材をのせてラップをかけて冷蔵庫で保存しておけば、朝は加熱するだけで済みます。

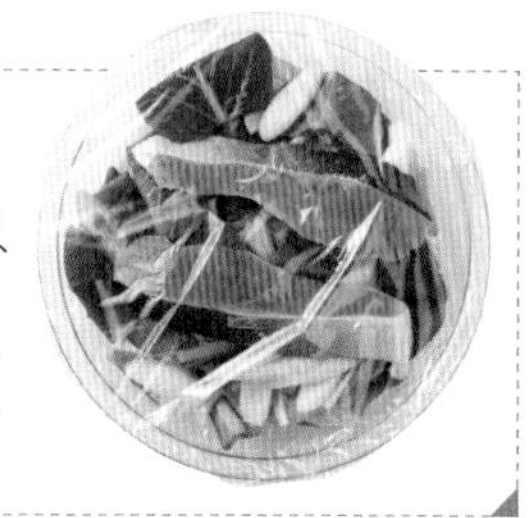

「トーストだけ、おにぎりだけ」の朝食を変える

食材を少しプラスするだけで、栄養バランスが整います。

例えば…

和食派なら…

- **押し麦ご飯**
- **納豆＋めかぶ（各1パックを混ぜる）**
- **ミニトマト5個＋オリーブ油小さじ1**

ご飯は押し麦を混ぜることで食物繊維の摂取に。タンパク質源となる納豆にミネラル豊富なめかぶを合わせます。ミニトマトにかけるオリーブ油は、トマトのリコピンの吸収を助け、オレイン酸を補えます。

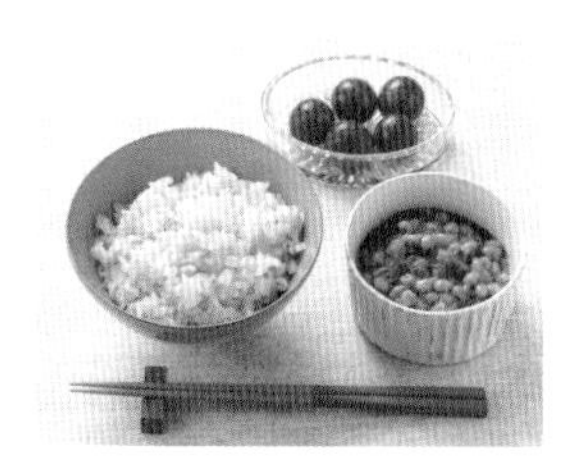

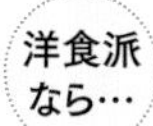

- **パン（全粒粉）**
- **温泉卵1個＋塩・こしょう少々**
- **無塩トマトジュース200㎖＋オリーブ油小さじ1/2**

パンは全粒粉のものを選びます。全粒粉は精製された小麦粉よりビタミン・ミネラルや食物繊維が豊富です。温泉卵はタンパク質源となり、無塩トマトジュースはリコピンやカリウム源になります。

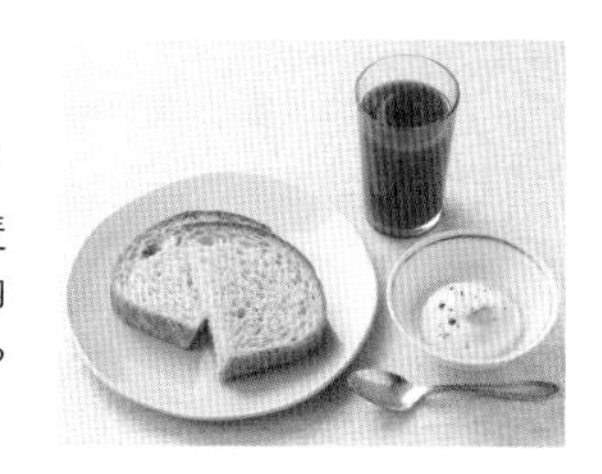

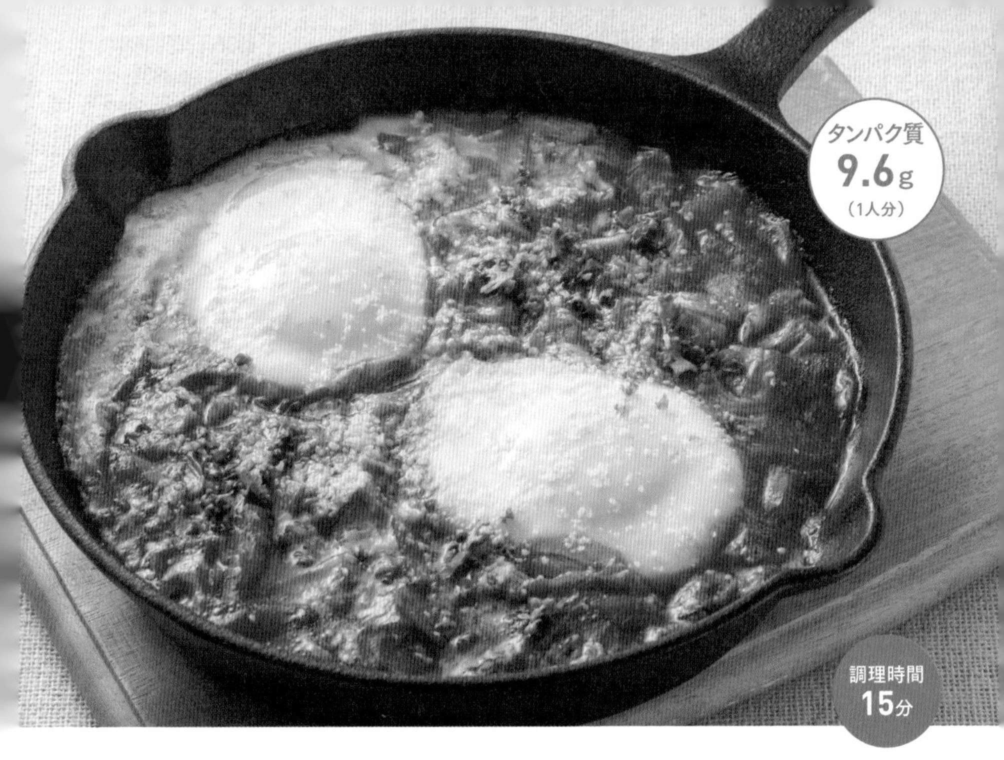

たっぷりの野菜と、とろ〜り卵が好相性。

シャクシュカ風

≫ 材料(2人分)

卵 … 2個
玉ねぎ … 1/2個／キャベツ … 大1枚
にんにく … 小1かけ
クミンシード … 小さじ1/5
(またはカレー粉 … 小さじ1/5〜1/4)
オリーブ油…大さじ1
トマトジュース(無塩)…1カップ
コンソメ(顆粒) … 小さじ1
パセリ(みじん切り) … 適量
粉チーズ … 大さじ1

≫ 作り方

1. 玉ねぎとキャベツは1cm角に切る。にんにくはつぶす。
2. スキレット（またはフライパン）にオリーブ油、クミンシード、にんにくを入れて弱火で炒める。香りが立ったら、玉ねぎ、キャベツを加えて、中火でしんなりするまで炒める。
3. トマトジュース、コンソメを加える。沸々としたら卵を割り入れ、ふたをして黄身を好みの固さに仕上げる。パセリと粉チーズを振る。

[199kcal/1人分]

時短でおいしく

「朝は卵を落とすだけ」に

シャクシュカは中近東の料理で、トマトソースの上に卵を割り落として焼いたもの。卵を落とす前までの工程を前夜にやっておけば、朝は卵を落とすだけで、5分でできます。スキレットで作れば、食卓にそのまま出せます。

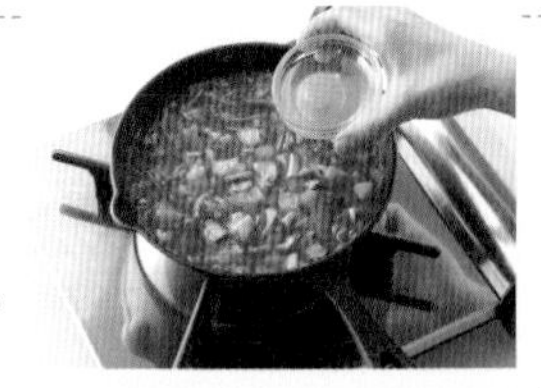

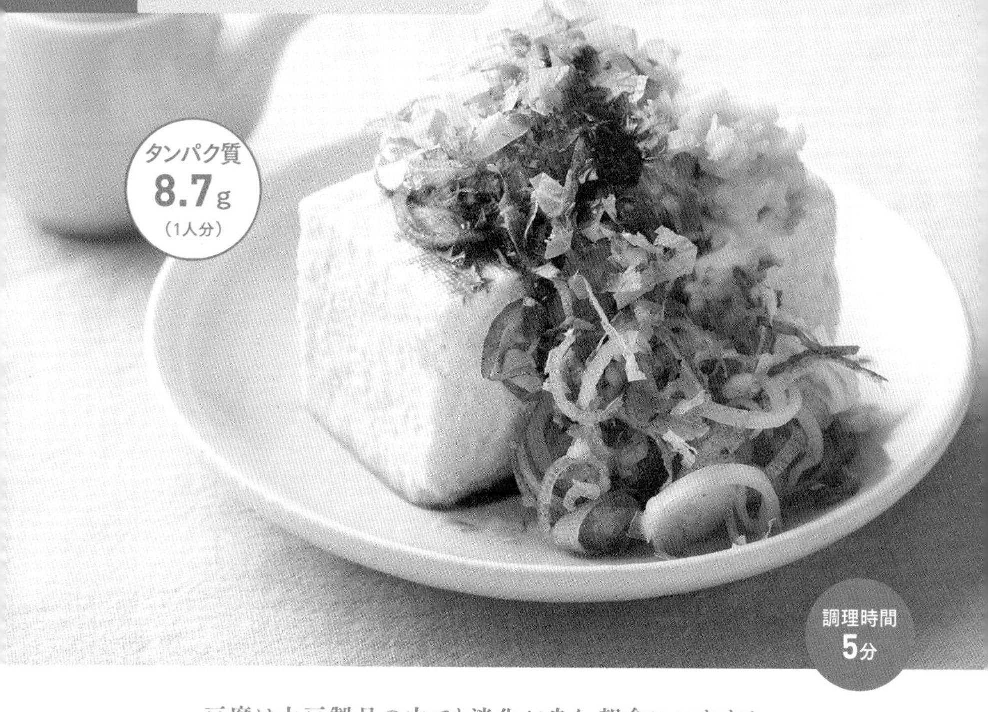

豆腐は大豆製品の中でも消化が良く、朝食におすすめ。

薬味やっこ

》材料(2人分)

豆腐 … 小1丁(200g)
青じそ … 2枚
みょうが … 2個
長ねぎ … 10cm
しょうが(すりおろし)…小1かけ
かつお節 … 小1/2袋(2.5g)
醤油 … 小さじ2

》作り方

1. 豆腐は食べやすい大きさに切る。青じそは千切り、みょうがと長ねぎは小口切りにする。薬味野菜は水を張ったボウルに入れ、全体を混ぜ、水気をよく切る。
2. 器に豆腐に盛り、青じそ、みょうが、長ねぎ、しょうが、かつお節をのせ、醤油をかける。

[95kcal/1人分]

手軽に栄養プラス

豆腐は朝食向きの食材

豆腐は切って出すだけでタンパク質源になります。夏なら上記のように冷やっこで、冬は電子レンジで温めて温やっこでどうぞ。青じそ（緑）、みょうが（紫）、しょうが（黄）、長ねぎ（白）をたっぷりのせれば、4色の野菜も一緒に摂れます。

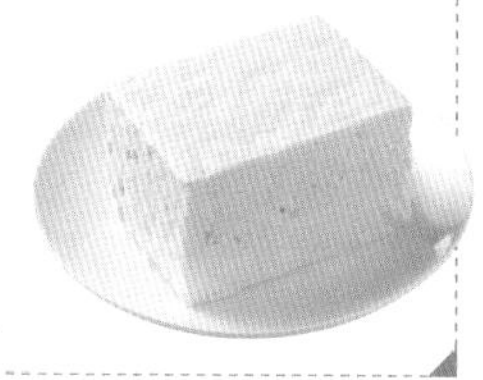

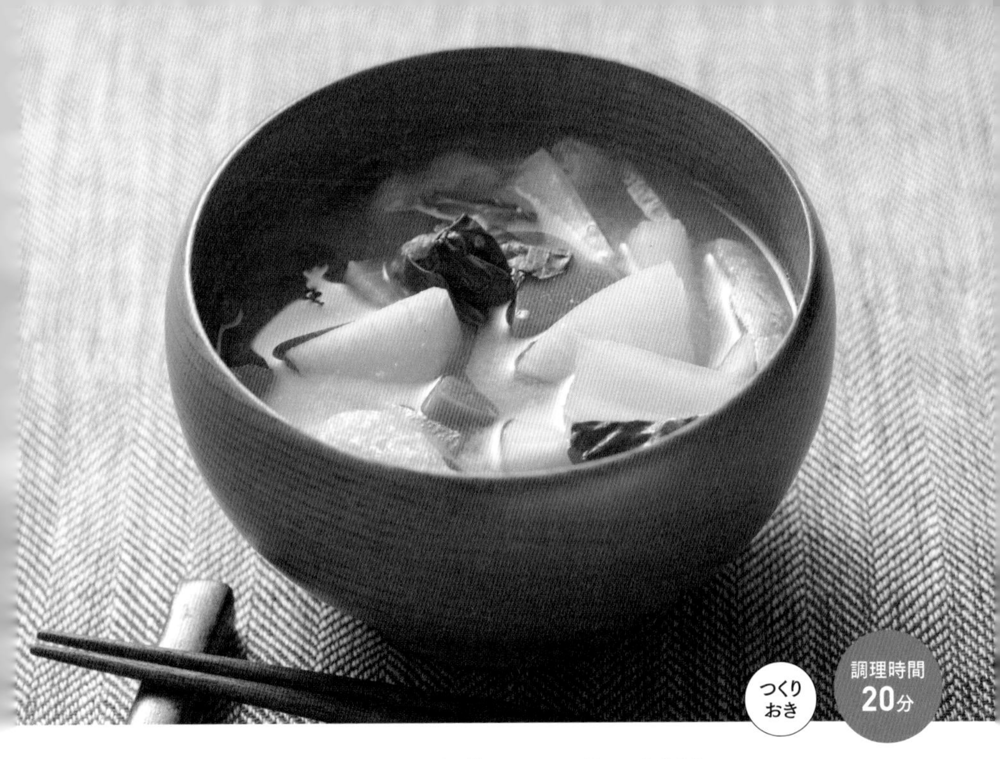

野菜は冷凍の根菜ミックスを使えば時短に。

具だくさん味噌汁

≫ 材料（2人分）

大根 … 50g（厚さ1.5cm程度）
にんじん … 1/4本
里いも … 1個
小松菜 … 1株
油揚げ … 1枚
だし汁 … 2カップ
味噌 … 小さじ4

≫ 作り方

1. 大根とにんじんはいちょう切り、里いもは半月切り、小松菜はざく切り、油揚げは短冊切りにする。
2. 鍋に大根、にんじん、里いもを入れて水（分量外）をひたひたに入れ、火にかけて沸騰してから5分ゆでる。
3. 鍋にだし汁を入れて煮立て、油揚げ、2を入れる。野菜がやわらかくなったら、小松菜を加えて火を通す。火を止めて味噌を溶き入れる。

［ 95kcal/1人分 ］

手軽に栄養プラス

タンパク質源を追加するなら

「具だくさん味噌汁」（p.60）も「洋風スープ」（p.61）も、家にある野菜なら何を使ってもOK。いずれも卵や豆腐、鶏ささみなどをプラスすれば、1杯で野菜だけでなく、タンパク質も摂取できます。

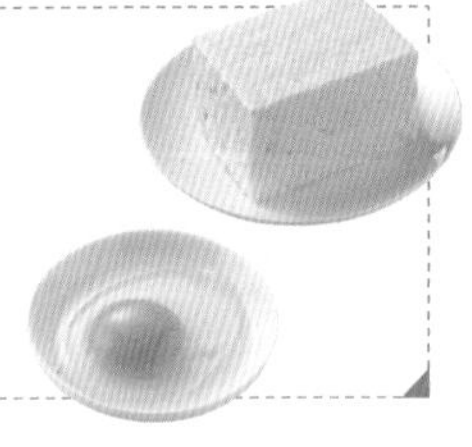

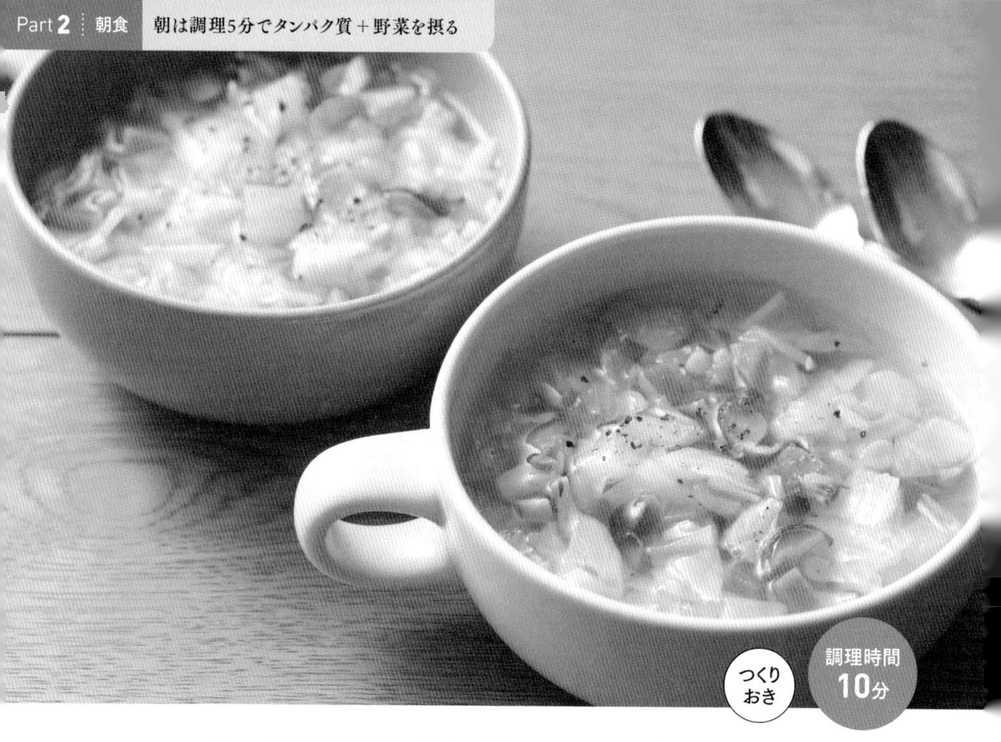

細かく刻んだ野菜を柔らかく煮込み、朝でも食べやすく。

洋風スープ

材料（2人分）

キャベツ … 1枚
玉ねぎ … 1/4個
にんじん … 1/4本
しめじ … 1/2パック
オリーブ油 … 小さじ1
水 … 1と1/2カップ
コンソメ（顆粒）… 小さじ1
塩・こしょう … 各少々

作り方

1. キャベツと玉ねぎは角切り、にんじんは色紙切り、しめじは1cm幅に切る。
2. 鍋にオリーブ油を熱し、1を炒め、油が回ったら弱火にしてふたをして蒸し煮にする。野菜が柔らかくなったら、水とコンソメを加えて煮込み、塩・こしょうで味を調える。

[51kcal/1人分]

手軽に栄養プラス

スープ仕立てで水溶性ビタミンも摂取

野菜は軽く炒めてから蒸すことで旨味が凝縮されます。また、スープにすることで水の中に溶け出しやすい水溶性ビタミン（ビタミンB群・ビタミンC）も一緒に摂取できます。

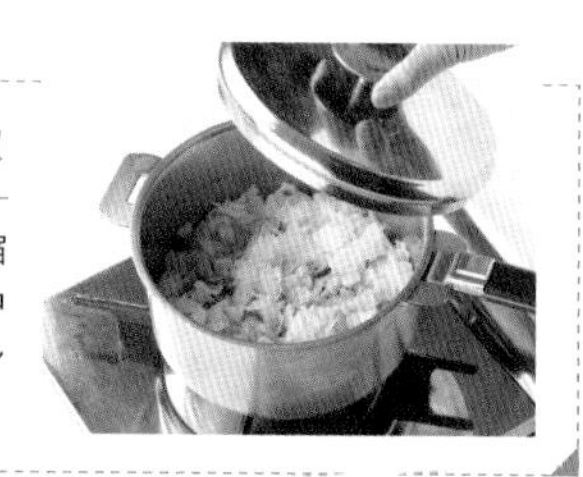

食べる投資 4

卵料理のバリエーションを増やす

朝食で出番の多い卵。毎日でも食べたいけれど、
メニューがマンネリ化しやすいのも多い悩みです。
卵料理のレパートリーを増やすためのレシピをご紹介します。

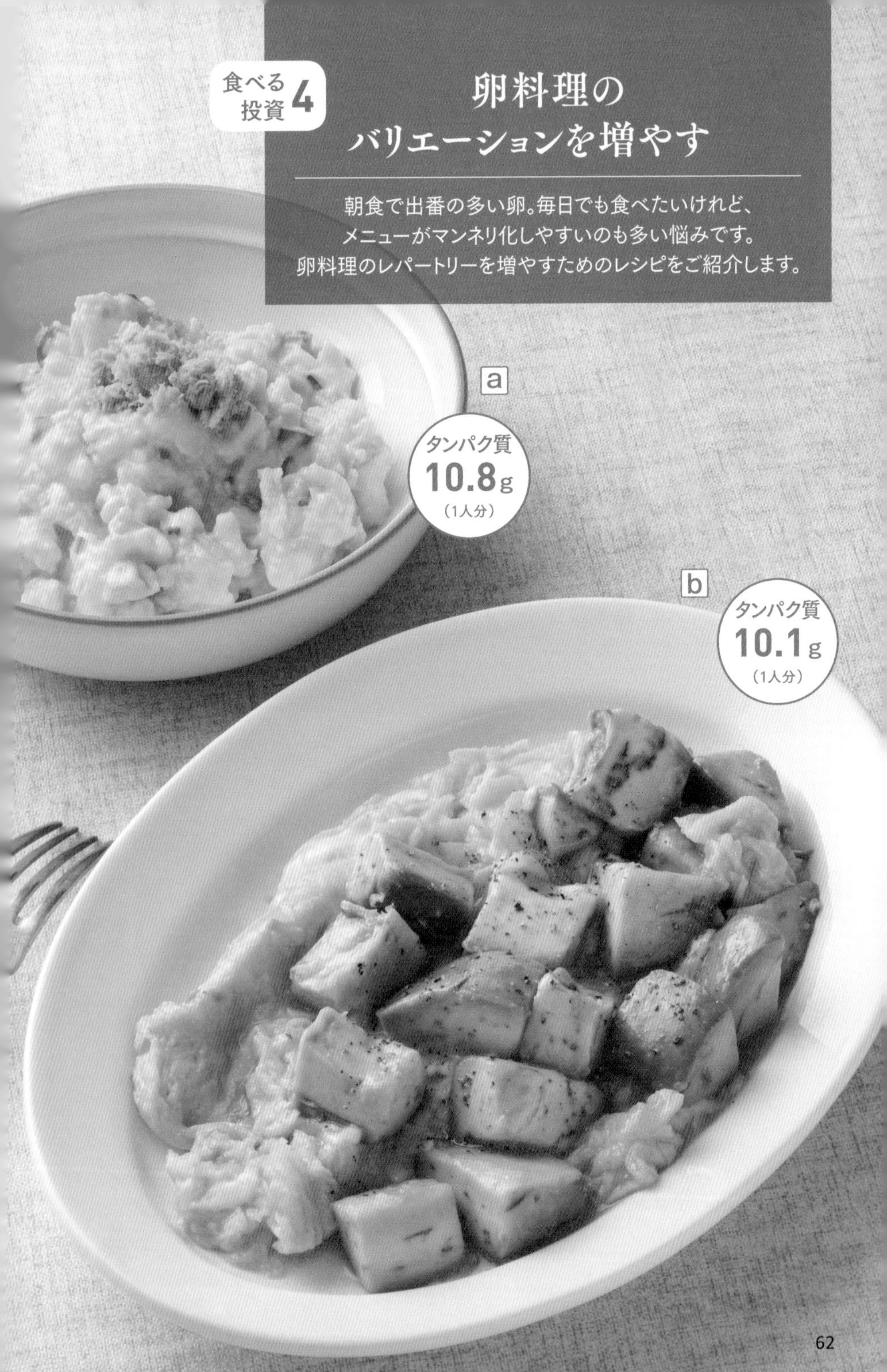

a

タンパク質
10.8g
（1人分）

b

タンパク質
10.1g
（1人分）

鮭フレークと電子レンジで包丁を使わずに一品完成。

調理時間 5分

a レンジ鮭たま

材料(2人分)

卵… 3個
鮭フレーク … 大さじ2
小ねぎ(小口切り) … 1本
鶏がらスープの素
 … 小さじ1/2

作り方

1. 卵は割りほぐす。鶏がらスープの素はぬるま湯大さじ1（分量外）で溶かす。
2. 材料を全て混ぜ、耐熱皿に入れる。ラップをかけて電子レンジ（600W）で1分加熱する。全体を混ぜ、再びラップをして1分加熱する。器に盛り、好みで鮭フレーク（分量外）をトッピングする。

[138kcal/1人分]

アボカドのトロっとした食感が卵に絡んで美味。

調理時間 5分

b アボカドスクランブルエッグ

材料(2人分)

卵 … 3個
アボカド … 1/2個
塩 … 小さじ1/3
オリーブ油 … 大さじ1
粗びきこしょう … 少々

作り方

1. アボカドは大きめのさいの目に切る。卵は割りほぐし、塩の半量を加えて混ぜる。
2. フライパンにオリーブ油を熱し、アボカドを加えて表面を焼きつける。残りの塩を振り、卵を加えて強火でさっと炒め、半熟状に仕上げる。
3. 器に盛り、粗びきこしょうを振る。

[235kcal/1人分]

時短でおいしく

卵料理をおいしく作るコツは「加熱し過ぎない」

柔らかくトロトロのスクランブルエッグを作るには、加熱し過ぎないのがコツです。外側が固まった段階で火を止め、余熱でかき混ぜながら火を通します。電子レンジを使う場合も、短時間で少しずつ様子を見ながら加熱します。

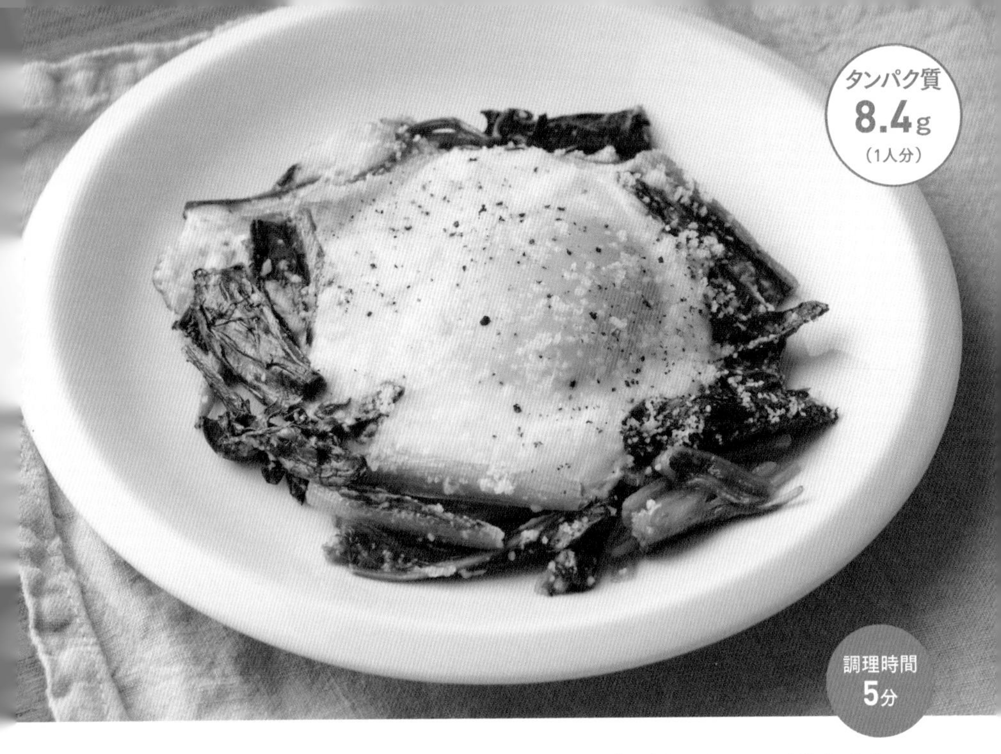

野菜はほうれん草の他、アスパラガスやさやいんげんなどでもおいしく作れます。

巣ごもり卵

》材料(2人分)

卵 … 2個
ほうれん草 … 100g
オリーブ油 … 大さじ1
塩 … 少々
粉チーズ … 大さじ1
粗びきこしょう … 少々

》作り方

1. ほうれん草はざく切りにする。
2. フライパンにオリーブ油を熱し、1をさっと炒めて塩を振る。
3. ほうれん草で1人分ずつ丸く土手を作り、中央に卵を割り入れる。黄身が好みの固さになるまで焼く。
4. 器に盛り、粉チーズ、粗びきこしょうを振る。

[154kcal/1人分]

手軽に栄養プラス

半熟状の卵は消化が良い

卵は固さにより、体内での吸収しやすさが変わります。最もタンパク質が消化・吸収されやすいのは半熟の状態です。野菜をある程度加熱した段階で卵を落とし、好みの固さに仕上げます。

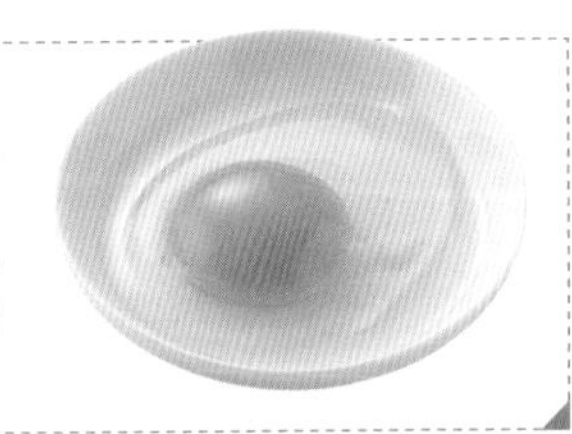

タンパク質
24.7g
(1/4枚分)
冷凍OK
つくりおき
調理時間
15分

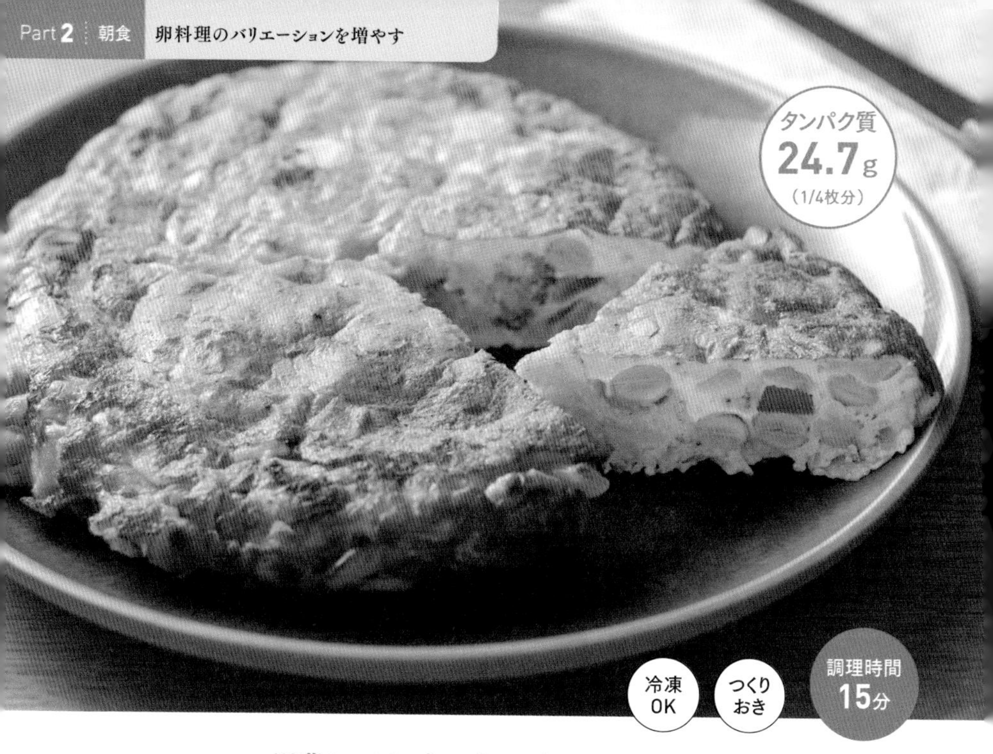

野菜たっぷり、食べ応えのあるオムレツです。

スパニッシュオムレツ

材料
(作りやすい分量
1食目安:1/4枚)

卵 … 4個
蒸し大豆 … 100g
玉ねぎ … 1/4個
赤パプリカ … 1/4個
ブロッコリー … 50g
粉チーズ … 大さじ2
塩・こしょう … 少々
オリーブ油 … 大さじ2

作り方

1. 玉ねぎと赤パプリカは角切り、ブロッコリーは小房に分ける。
2. 卵は割りほぐし、粉チーズ、塩・こしょうを合わせておく。
3. フライパンにオリーブ油を熱し、蒸し大豆と1を炒める。油が回ったら2を回し入れ、半熟状になるようにかき混ぜる。ふたをして弱火で4～5分蒸し焼きにする。
4. ひっくり返して1～2分焼き、食べやすい大きさに切る。

[415kcal/1/4枚分]

時短でおいしく

冷凍しておき朝食は解凍するだけに

焼き上げたオムレツは、8等分して1食分を取り分けたら、残りは1切ずつラップに包んで冷凍しましょう。食べるときは冷凍のまま電子レンジで温めればOK。

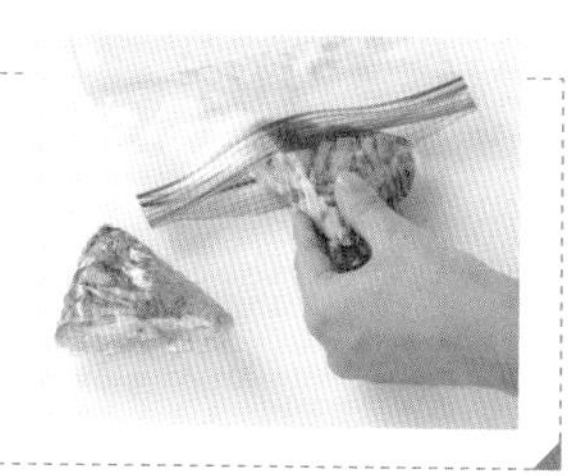

食べる投資 5

飲み物に
ココナッツオイルをプラス

ココナッツオイルは調理の油として摂取しても良いのですが、
ここでご紹介するように、
飲み物にひと垂らしするのも手軽な摂り方です。
甘い香りが立ち、リラックスできる１杯に早変わりします。

ココナッツオイルの選び方

低温抽出（コールドプレス）のものを選びましょう。
「エクストラバージン」と表記があるものが安心です。

ココナッツオイルコーヒー

コーヒーに好みの分量のココナッツオイルを垂らします。ふんわりと甘い香りを楽しめます。

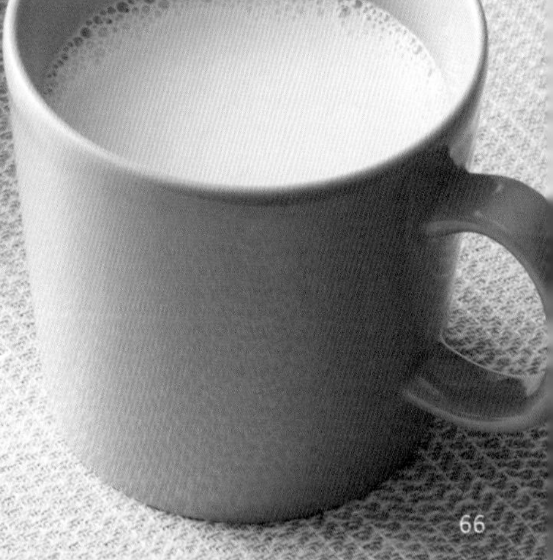

ココナッツオイル豆乳

温めた豆乳に好みの分量のココナッツオイルを垂らします。子どももおいしく飲むことができます。オイルの量が多過ぎないように注意します。

食べる投資 6・7

朝もしっかり鉄・DHEA補給

つくりおきもできて、朝食でも実践しやすい、
鉄補給のレシピ(p.68-69)と
DHEA補給(p.70-71)のレシピです。
不足が気になる時に取り入れてください。

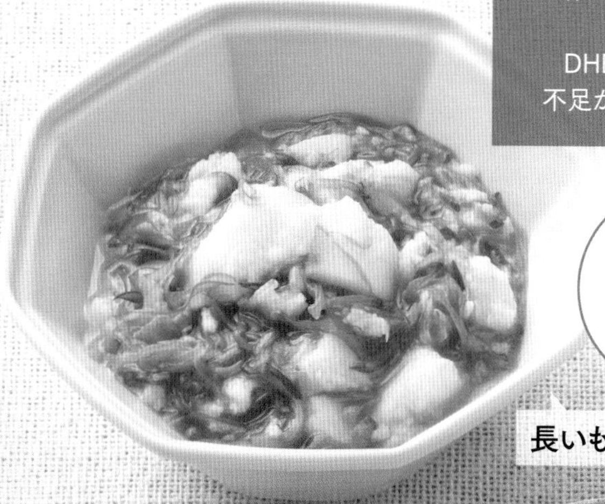

食べる投資 7
DHEAが補給できるレシピ ➡p.70-71

長いもとめかぶの酢の物 ➡p.70

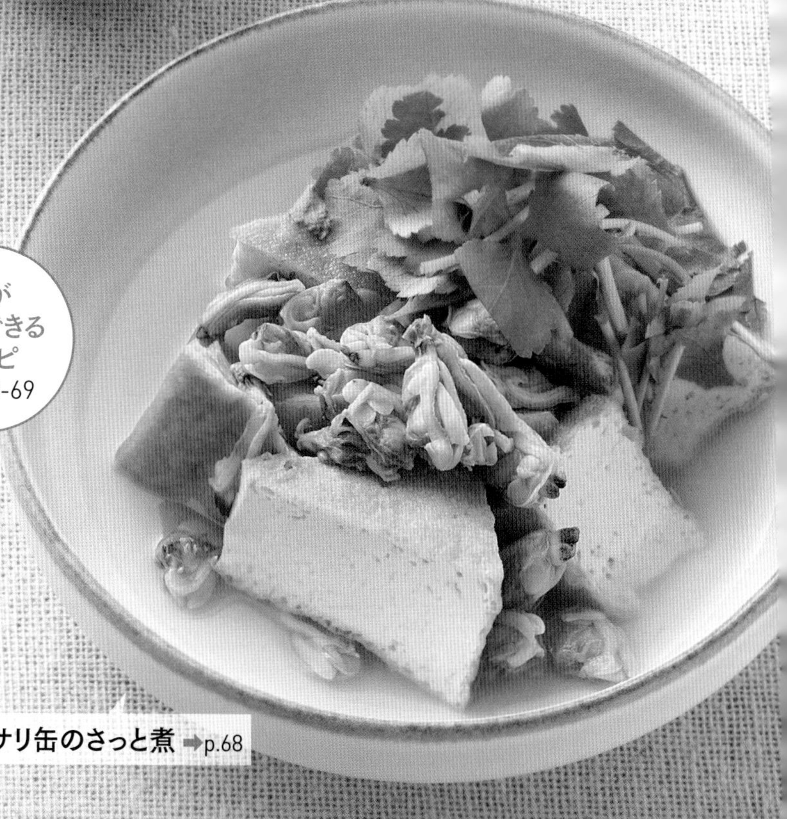

食べる投資 6
鉄が補給できるレシピ ➡p.68-69

厚揚げとアサリ缶のさっと煮 ➡p.68

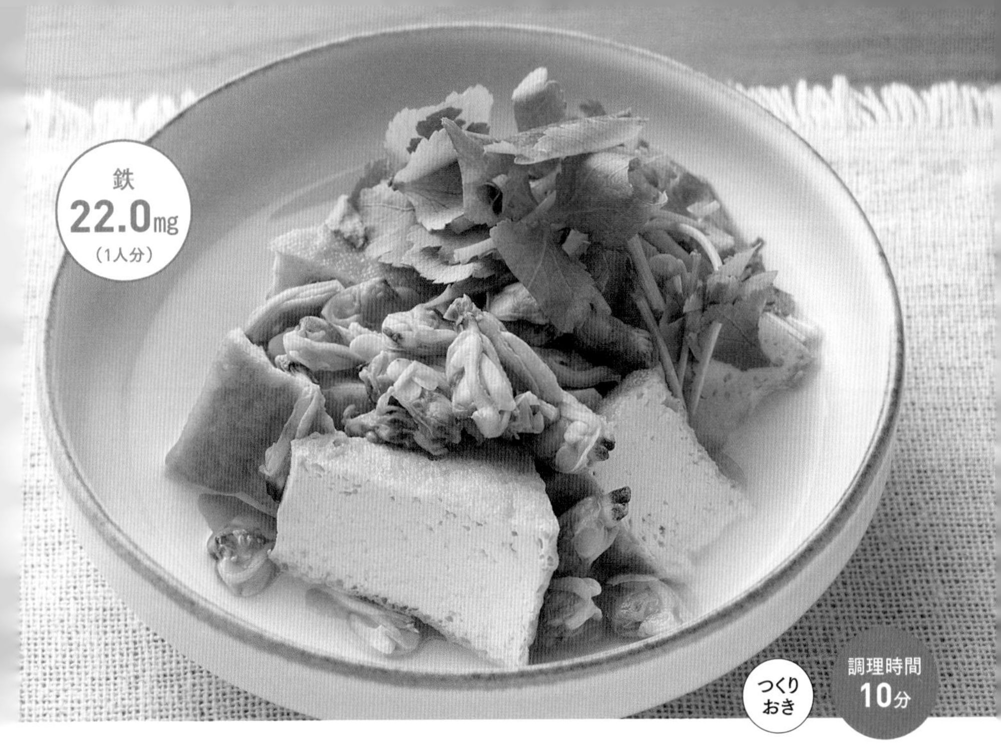

つくりおきで味が染みる。朝はさっと出すだけ。

厚揚げとアサリ缶のさっと煮

≫ 材料(2人分)

厚揚げ … 1枚(200g)
アサリ(水煮缶) … 小1缶(130g)
三つ葉 … 1束
昆布だし … 1カップ
薄口醤油・みりん … 各小さじ1

≫ 作り方

1. 厚揚げは食べやすく切る。三つ葉はざく切りにする。
2. 鍋に昆布だし、アサリ缶の汁、薄口醤油・みりんを入れて中火で温める。厚揚げを入れて5分くらい煮て、アサリの身を加えてさっと煮る。
3. 器に盛り、三つ葉を添える。

[235kcal/1人分]

手軽に 栄養プラス

アサリは缶詰の方が高栄養価

アサリは缶詰を活用すると、砂抜き不要で栄養価も季節に左右されません。生と缶詰を比べると、生のアサリの鉄の含有量が3.8mg、缶詰（水煮）が29.7mg（いずれも可食部100g中）と、缶詰の方が豊富です。

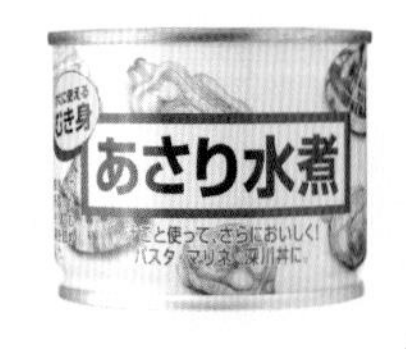

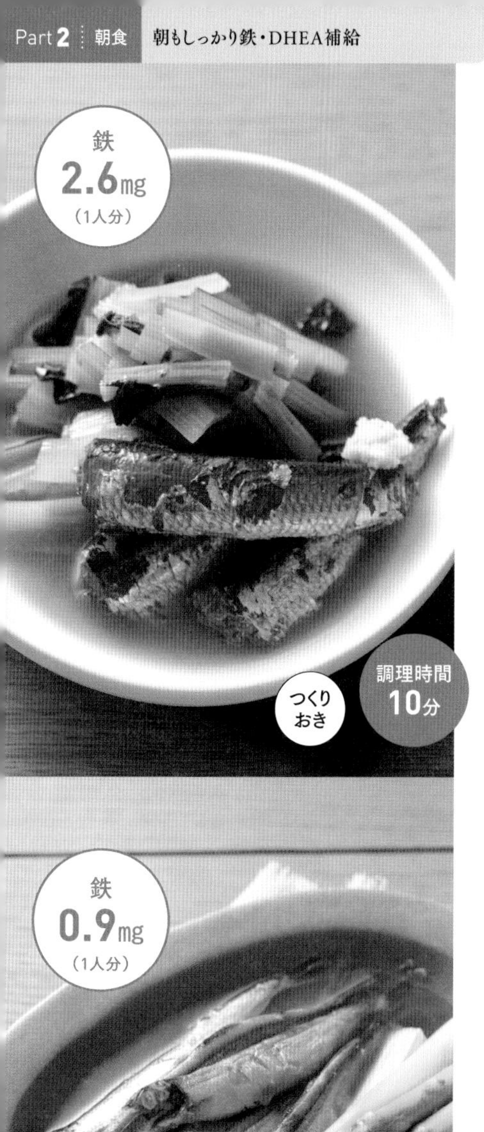

味付けは缶詰におまかせ。

イワシ缶と小松菜の煮浸し

≫ 材料（2人分）

イワシ缶（味付き）… 1缶
小松菜 … 1/2束
水 … 1/2カップ
しょうが（すりおろし）… 少々

≫ 作り方

1. 鍋にイワシ缶の汁と水を熱し、小松菜をざく切りにして加え、煮る。
2. 小松菜がしんなりとしたらイワシを加え、さっと煮る。
3. 器に盛りつけ、しょうがを添える。

[114kcal/1人分]

鉄
0.9mg
（1人分）

冷凍OK
つくりおき
調理時間
10分

シシャモにジュワッと味が染みて美味。

シシャモとアスパラの焼き浸し

≫ 材料（2人分）

シシャモ … 6本
アスパラガス … 3本
A | だし汁 … 1/4カップ
　| 醤油・みりん … 各小さじ1

≫ 作り方

1. シシャモとアスパラガスをアルミホイルで包み、グリルまたはオーブントースターで7～8分焼く（フライパンに油を熱してシシャモとアスパラガスを焼いても良い）。
2. 鍋にAを煮立て、1を浸けてなじませる。

[93kcal/1人分]

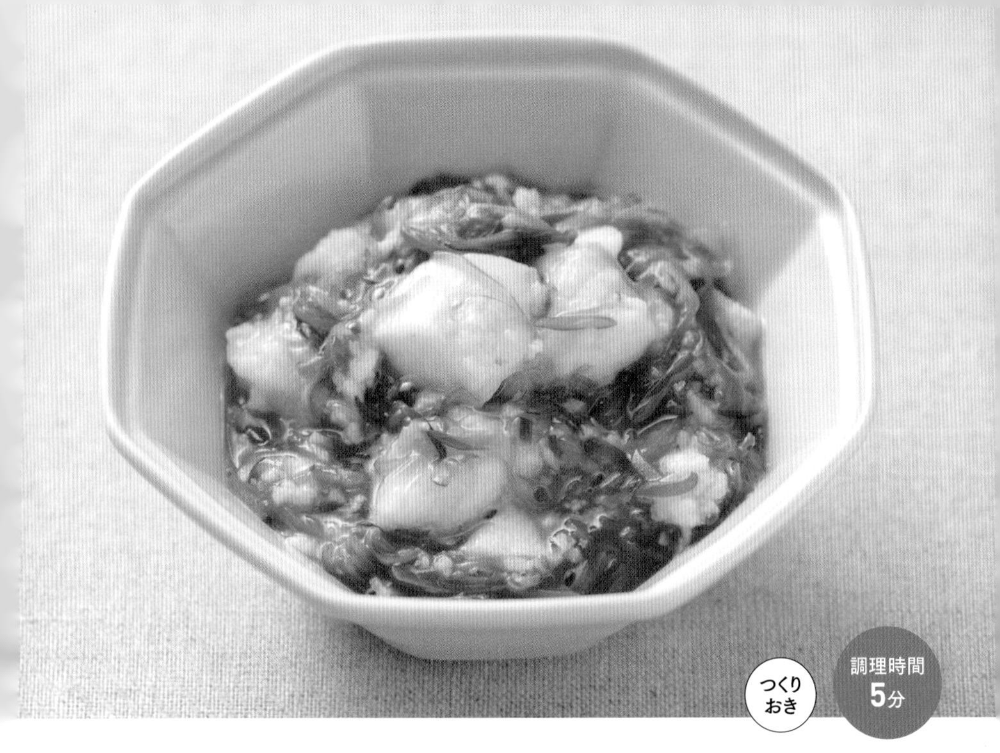

さっぱりして、喉を通りやすい。食欲がない朝にもおすすめ。

長いもとめかぶの酢の物

≫ 材料（2人分）

長いも … 100g（5cm程度）
めかぶ（ぽん酢仕立て）… 2パック

≫ 作り方

1. 長いもをポリ袋に入れ、すりこ木などで叩いて細かく砕く。
2. 1とめかぶを和える。

[40kcal/1人分]

手軽に栄養プラス

生で食べて効率的に摂取

長いものネバネバの正体は、ムチンという食物繊維の一種。胃腸を保護し、糖質の消化を促す働きもあります。熱に弱い成分なので、生で食べる方が効率よく摂取できます。

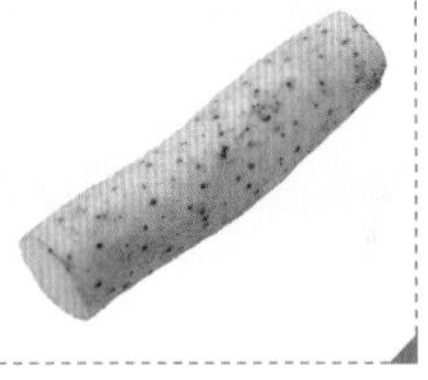

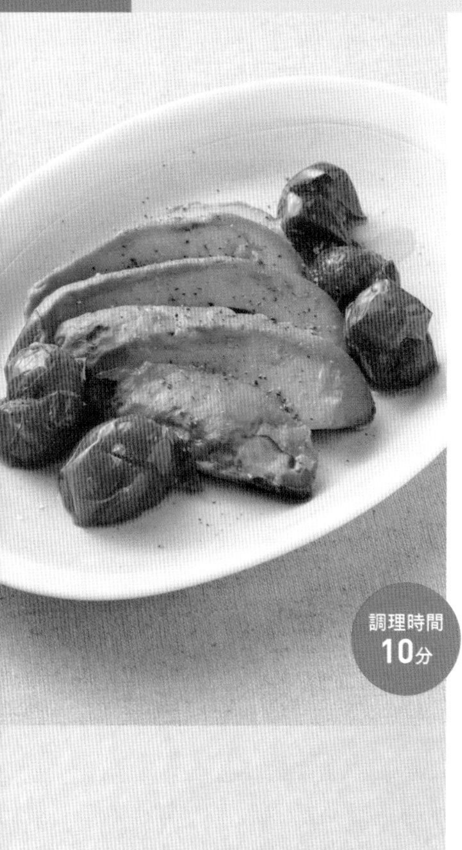

包み焼きなら、洗い物も発生しません。

アボカドとミニトマトの包み焼き

》材料(2人分)

アボカド … 1個
ミニトマト … 10個
塩 … 小さじ1/4
粗びきこしょう … 少々
オリーブ油 … 小さじ2

》作り方

1. アボカドは縦半分に切って種を取り、縦に5等分に切る。ミニトマトはヘタを取り、切れ目を入れる。
2. アルミホイルに1をのせて包み、グリルで7～8分ほど焼く（またはフライパンに油を熱してソテーにしても良い）。
3. 器に盛り、塩、粗びきこしょう、オリーブ油をかける。

[182kcal/1人分]

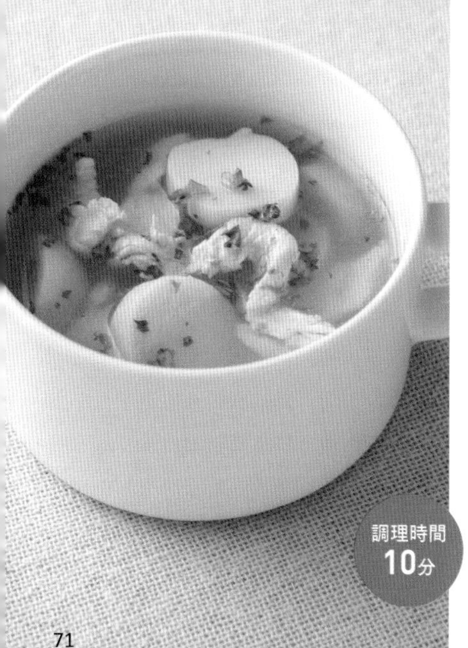

ごろっと入った里いもで、食べごたえもあります。

里いもと鶏ささみのコンソメスープ

》材料(2人分)

里いも(冷凍品も可)… 1個(正味60g)
鶏ささみ … 小1本
水 … 1と1/2カップ
コンソメ(顆粒)… 小さじ1
塩・こしょう … 各少々
パセリ(みじん切り)… 少々

》作り方

1. 里いもは半月切りにする（冷凍品は解凍してから半月切りにする）。鶏ささみは筋を取って細切りにする。
2. 鍋に水、コンソメを入れ、中火にかける。里いもを加え、煮立ったら鶏ささみを少しずつ加える。具材に火が通ったら、塩で味を調え、こしょうを振り、パセリを散らす。

[47kcal/1人分]

column 1

「楽にできる段取り」を探す

2020年の新型コロナウイルスの流行で、自宅で過ごす時間が増えた方も多くいらっしゃいます。料理の回数が増えた、負担が増えたという声をよく聞きます。

食事は毎日のことです。「料理するのが苦痛だ」「負担だ」と感じるようでは、食べる投資を長く続けるのも難しいでしょう。

食事は必ずしも全てを自分で調理する必要はありません。外食や中食、市販品や調理済みの食材を活用する。家族で協力して食事の準備をする。時間をかけず、効率良く調理する方法を学び実践することも、もちろん解決策のひとつです。

本書のレシピも様々なレシピや調理法をご紹介しています。その中から自分に合ったものを取り入れ「食べる投資を楽にできる段取り」を組み立てていくことで、身に付けやすく、習慣にしやすくなります。

part 3

「食べる投資」になる昼食レシピ

ワンプレートメニューが多い昼食も、
工夫次第で「食べる投資」になります。
朝、お弁当箱に詰めるだけの
つくりおきおかずもご紹介します。

昼食を「食べる投資」にするポイント

昼食は栄養たっぷりのメニューをしっかり食べる

昼は1日の中でも消化力が高まるタイミングです。栄養たっぷりのものをしっかり食べます。

外食の場合は糖質や脂質を摂り過ぎないように注意。なるべく主食・主菜・副菜が揃った定食メニューを選びます。とくに麺や丼ものは、糖質・脂質に偏りがちです。選ぶ際は野菜やきのこ、海藻を使った副菜を添える習慣をつけましょう。魚や揚げ物など、自宅で調理しないメニューを選ぶのもこのタイミングがおすすめです。

主食・副菜・主菜は3：2：1の割合で

お弁当やワンプレートメニューの場合でも、主食・主菜・副菜の要素を揃えるのは通常の献立と変わりません。**分量の割合は、主食・副菜・主菜が3：2：1になるようにします。細かい栄養計算をしなくても、自然と栄養バランスが整いやすくなります。**

お弁当は、つくりおきを積極的に活用。時間の経過で栄養価が変わらない食物繊維や、鉄、DHEAが摂れるメニューは、つくりおきで朝詰めるだけの状態にすると習慣化しやすいです。

食材や味付け、調理法の重複を避けて献立を組み立てる

献立は、食材や味付け、調理法が重複しないように組むとバランスが整いやすくなります。食材なら、違う色の野菜を組み合わせる、あるいは昨日は肉を食べたから今日は魚の主菜……というように、前後を見ながら決めます。使う食材が決まったら、味付けや、煮る・炒めるなど調理法が重ならないようにメニューを決めていきます。

慣れないうちは3食分程度でもメモに書き出して考えると、献立を組み立てやすいです。

おすすめの献立

献立例 ① 一品で完璧！ワンプレートメニュー

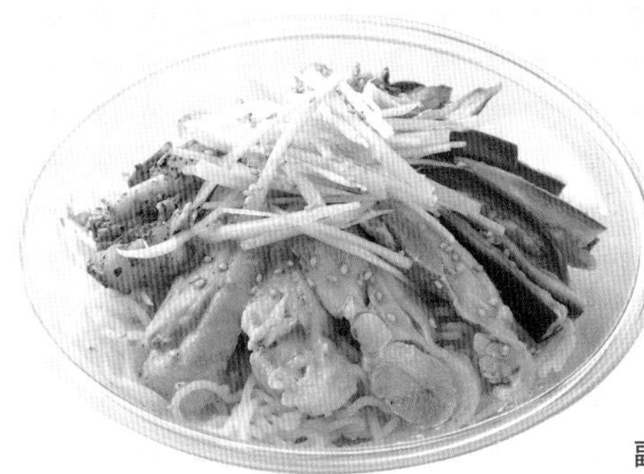

鶏肉の冷やし中華 (➡p.83)

1品で主食・主菜・副菜を兼ねます。主菜や副菜に当たる肉や野菜をたっぷりのせます。下図のように、分量の割合は主食：副菜：主菜＝3：2：1になるようにします。

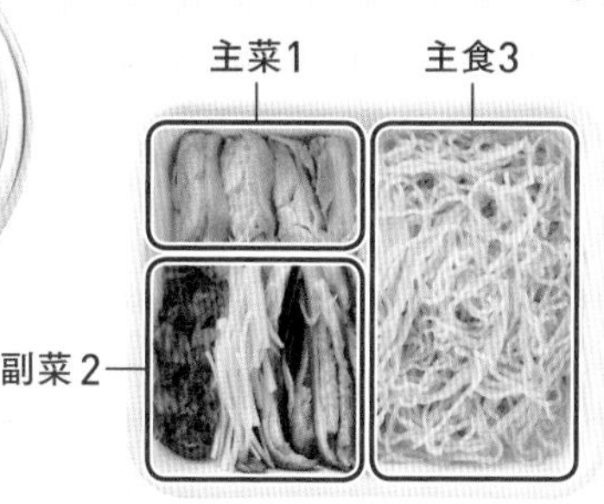

こちらもおすすめ

オクラ海鮮丼 (➡p.76)
刺身とつま、冷凍食材をのせるだけ。

鶏肉ときんぴらの卵とじ丼 (➡p.79)
市販のお惣菜を使って簡単に作れる一品。

献立例 ② 「朝詰めるだけ」のお弁当

全品つくりおき可能。野菜は詰めるだけのミニトマトを追加。

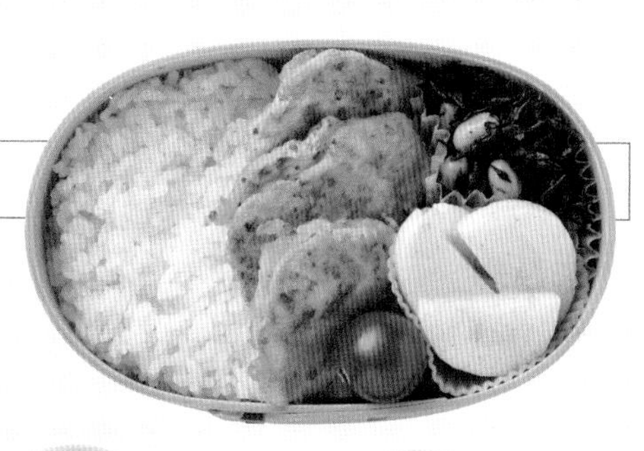

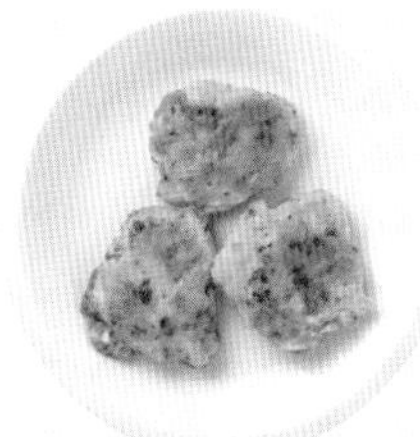

＋

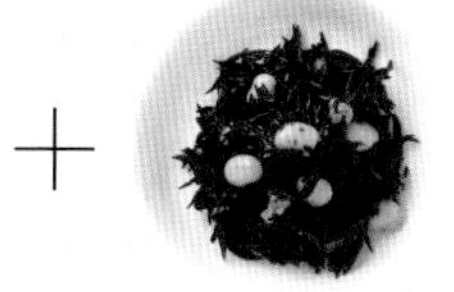

＋

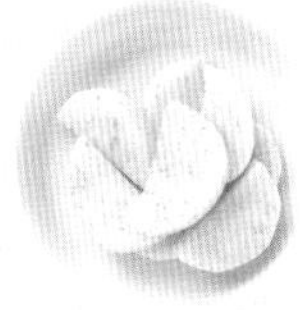

食べる投資3
鶏肉のピカタ
(➡p.86)

食べる投資6
ひじきと大豆のアンチョビマリネ
(➡p.90)

食べる投資7
長いものカレーピクルス
(➡p.92)

食べる投資 3・4

丼でしっかり タンパク質＋野菜を摂る

主食・主菜・副菜を１品で兼ねられて手軽なことから、お昼ご飯に登場することの多いワンプレートメニュー。しっかり栄養補給できるレシピをご紹介します。

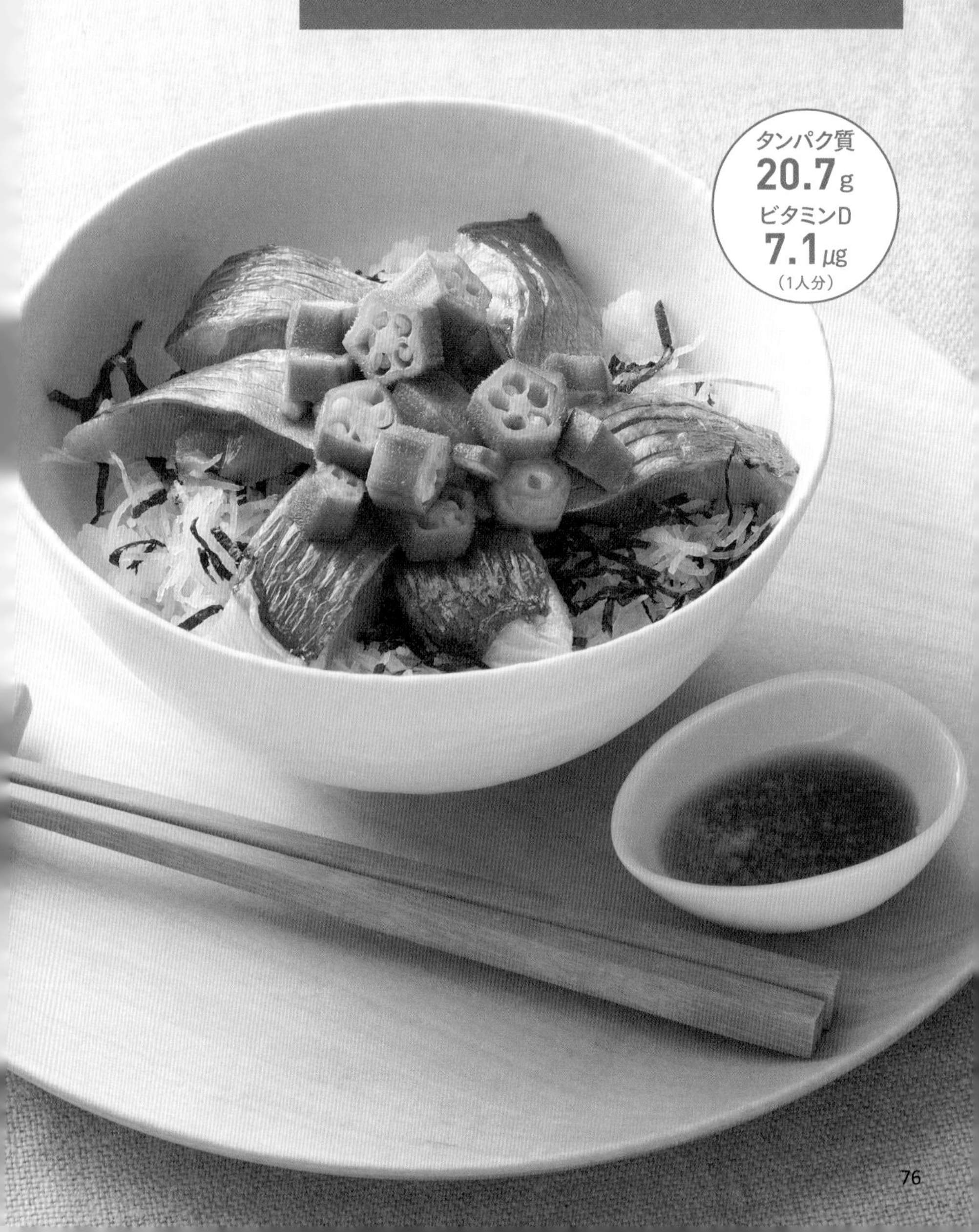

タンパク質 20.7g
ビタミンD 7.1μg
（1人分）

調理時間 5分

オクラはカット済みの冷凍品を使えば手軽に。

オクラ海鮮丼

材料（2人分）

ご飯 … 300g（茶碗2杯分）
アジ（刺身用）… 160g
つま（刺身に付いている
大根やにんじんの千切り）
… 50g
オクラ（冷凍品も可）… 4本
刻みのり … 適量
しょうが醤油 … 少々

作り方

1. オクラは板ずりする（まな板の上にオクラをのせて塩（分量外）をまぶし、手のひらで軽く転がして産毛を取る）。ゆでて小口切りにする。
2. 器にご飯をよそう。刻みのりを広げてのせ、つま、アジをのせる。オクラを散らし、しょうが醤油を添える。

[370kcal/1人分]

手軽に 栄養プラス

生食でAGEsの摂取減

魚を摂りたい、と思った時は、刺身を使うのが最も手軽です。p.37でお伝えしたように、生食は、食事から「AGEs（終末糖化産物）」という老化促進物質の摂取を防ぐことにもつながります。旬の魚を使うと価格も抑えられます。柵で購入して、1食で使い切れなかった分は「アジの和風マリネ」（➡p.109）など、薬味をたっぷり使ったメニューにすると、時間が経過した刺身もおいしく食べられます。

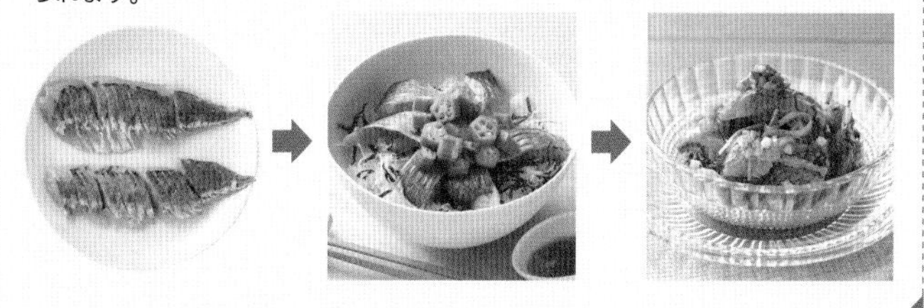

食卓に積極的に取り入れたい魚

アジやイワシ、サバやサンマなど青背の魚はDHAやEPAを豊富に含みます。サケもDHAやEPAの他、強力な抗酸化作用のある「アスタキサンチン」が含まれ、アンチエイジングにおすすめです。
また、しらす干しなど、小型で頭からしっぽまで食べられる魚であれば、カルシウムの摂取にもつながります。

タンパク質
21.0g
(1人分)
つくりおき
調理時間
15分

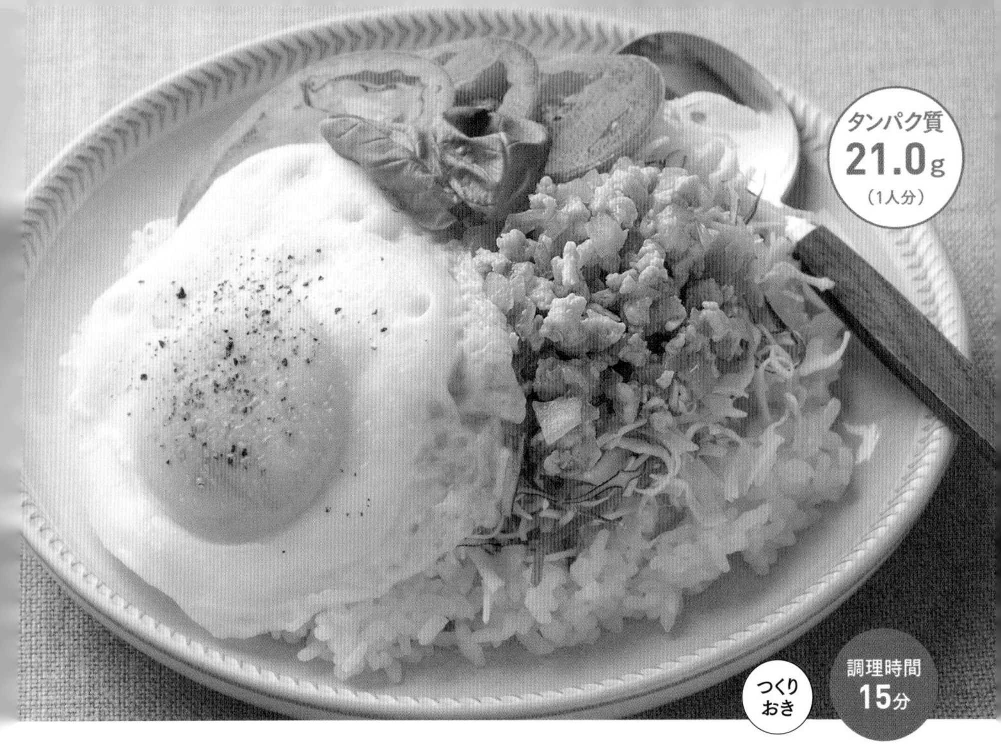

バジルの香りで食が進む。

ガパオ風ご飯

≫ 材料(2人分)

- ご飯 … 300g(茶碗2杯分)
- 鶏ひき肉 … 100g
- カット野菜(キャベツ、紫玉ねぎなどのミックス) … 1パック(100g)
- トマト … 小1個
- 玉ねぎ … 1/2個
- にんにく(みじん切り) … 小1かけ
- 油 … 大さじ1
- A
  - ナンプラー … 小さじ1
  - オイスターソース … 小さじ1
  - 酒 … 小さじ2
- 塩・こしょう … 各少々
- 卵 … 2個
- バジル … 少々

≫ 作り方

1. 玉ねぎはみじん切りにする。ご飯にカット野菜を広げてのせ、トマトを薄切りにして盛る。
2. フライパンに油を熱し、にんにく、玉ねぎを中火で炒める。玉ねぎがしんなりしたら鶏ひき肉を加えて、ポロポロになったらAを加えて汁気がなくなるまで炒める。塩・こしょうで味を調え、1にのせる。
3. 同じフライパンで目玉焼きを作る。2にのせて、バジルをあしらう。

[528kcal/1人分]

時短でおいしく

昼は「のせるだけ」で完成

ガパオはタイのバジル炒めご飯のこと。野菜はカット野菜を使えば、のせるだけで手軽。鶏そぼろは多めに炒めて冷凍ストックもできます。お弁当にもおすすめです。

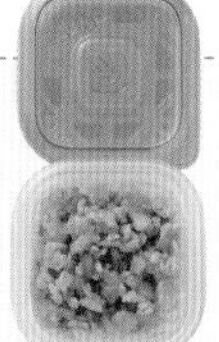

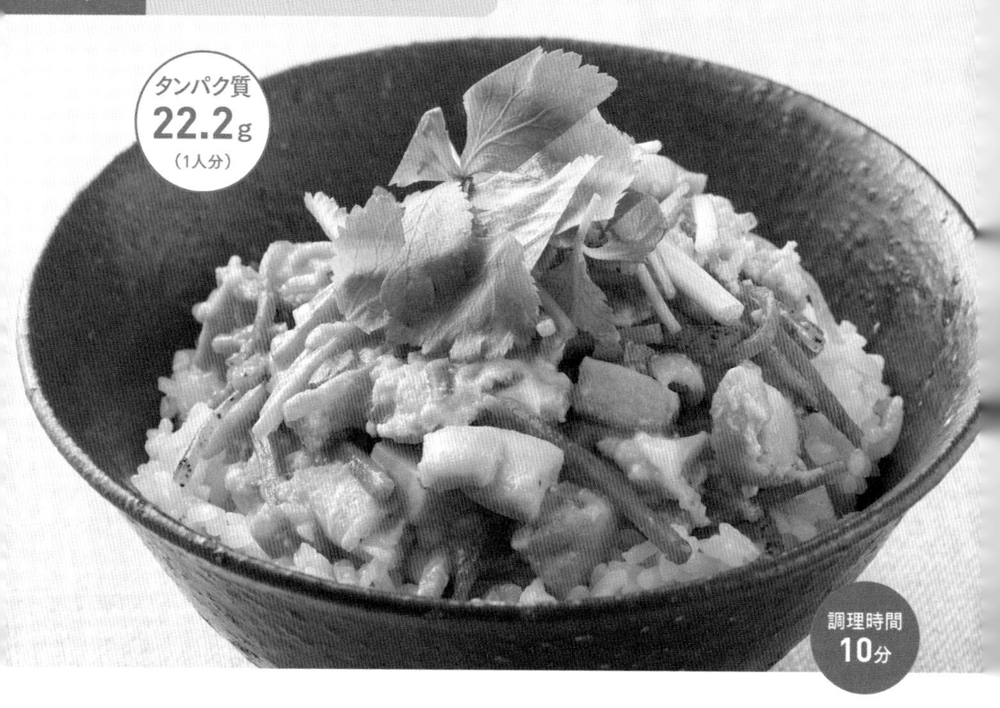

市販のきんぴらごぼうを使ってボリュームのある一品に。

鶏肉ときんぴらの卵とじ丼

》材料（2人分）

ご飯 … 300g（茶碗2杯分）
鶏もも肉 … 100g
きんぴら
（ごぼうとにんじん入り：市販品）
… 50g
卵 … 3個
だし汁 … 3/4カップ
醤油 … 小さじ1/2
三つ葉 … 数本

》作り方

1. 鶏もも肉はさいの目に切る。卵は割りほぐす。
2. だし汁を温め、鶏もも肉を加える。色が白っぽくなったら、きんぴらを加えて1分ほど煮る。醤油で味を調える。
3. 火を強めて卵を回し入れて、半熟状に仕上げる。器によそったご飯にのせ、三つ葉をざく切りにして散らす。

［ 495kcal/1人分 ］

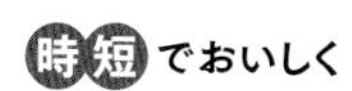

調味料は控えめに

市販のお惣菜は味付けが濃く、塩分の摂り過ぎにつながる場合があります。1人分で使う量を少なめにしたり、調味料は控えめに、様子を見ながら加えます。

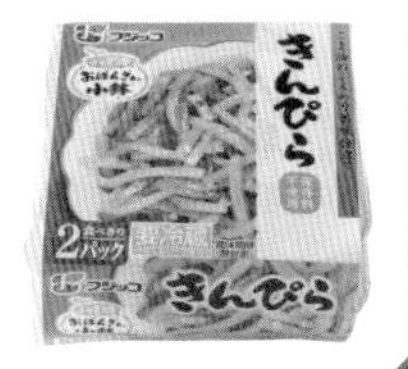

食べる投資 3・4

麺でしっかり タンパク質＋野菜を摂る

丼よりも主食のボリュームが増えがちな麺料理ですが、
主菜や副菜をしっかりのせることで、
栄養バランスが整います。

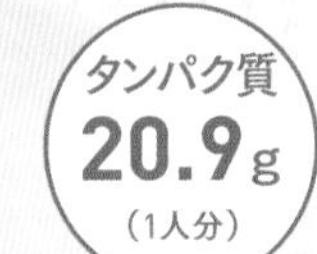

調理時間
15分

イワシの旨味がしみ込んだオイルがパスタと野菜に絡んだ一品。

オイルサーディンとブロッコリーのパスタ

≫ 材料(2人分)

スパゲッティ … 150g
オイルサーディン
… 1缶(固形量75g)
ミニトマト … 10個
ブロッコリー … 120g(1/4株強)
オリーブ油 … 大さじ1
にんにく(みじん切り) … 1かけ
醤油 … 大さじ1/2

≫ 作り方

1. ミニトマトはヘタを取り、皮に切れ目を入れる。ブロッコリーは小房に分ける。オイルサーディンは油を切る。
2. 鍋に湯を沸かし、塩(分量外)を加えて、スパゲッティを表示通りゆでる。ゆで上がる2分前にブロッコリーを加え、スパゲッティと一緒に火を通す。
3. フライパンにオリーブ油とにんにくを熱する。香りが立ってきたら、オイルサーディンとミニトマトを入れる。ミニトマトの皮がめくれてきたら醤油を加え、スパゲッティのゆで汁をお玉で1〜2杯ほど加える。煮立ったら2を加えて絡める。

[570kcal/1人分]

時短でおいしく

栄養と旨味が染み込んだ缶詰のオイルも活用

オイルにイワシの旨味と栄養分が溶け込んでいるので、料理に使うと味が決まりやすく、栄養摂取にもつながります。魚をさばく手間が不要でそのまま料理にも使えて手軽です。

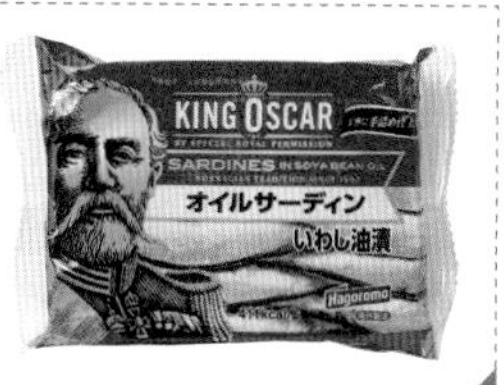

麺を糖質オフ

中華麺を使う時は、ゆでる時に麺の量を減らし、もやしやえのきを加えると、糖質をカットしながらかさ増しができます。焼きそばなど、しっかりした味付けの料理におすすめの方法です。
パスタは全粒粉から作られたものを使ったり、p.82「きのこそば」のように、食物繊維豊富な具材を追加するのも良い方法です。

また、麺類はよく噛まずに早食いになりがちです。野菜は大振りに切ったり、歯応えのある具材を使うなど、よく噛んで食べるメニューに仕上げます。

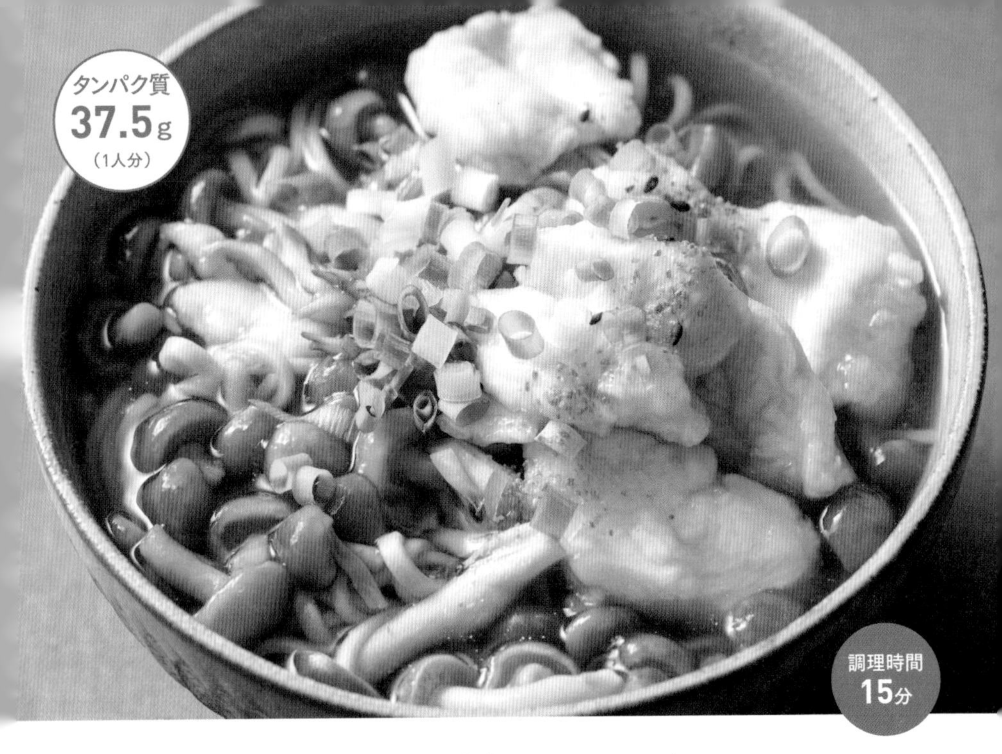

タンパク質
37.5g
（1人分）

調理時間
15分

食物繊維が豊富なきのこをたっぷり。

きのこそば

≫ 材料（2人分）

そば（乾）… 150g
しめじ … 1/2パック
まいたけ … 1/2パック
なめこ … 1パック
鶏ささみ … 4本
酒 … 大さじ1
片栗粉…適量
かけつゆ … 2人分
小ねぎ（小口切り）… 2本
七味唐辛子 … 少々

≫ 作り方

1. しめじとまいたけはほぐす。なめこはさっと洗う。鶏ささみは筋を除きひと口大のそぎ切りにする。そばは袋の表示通りゆでる。
2. かけつゆを熱し、しめじ、まいたけ、なめこを入れて煮立てる。酒を振り、片栗粉をまぶした鶏ささみを加え、色が変わったらそばを加える。温まったら器に盛りつけ、小ねぎを散らし、七味唐辛子を振る。

［ 449kcal/1人分 ］

時短でおいしく

きのこはまとめて冷凍保存を

きのこは数種類取り合わせると旨味が増します。まとめて冷凍がおすすめです。解凍時に水分が出やすいので、そばやうどん、味噌汁などの汁物や煮物に使うとおいしく仕上がります。

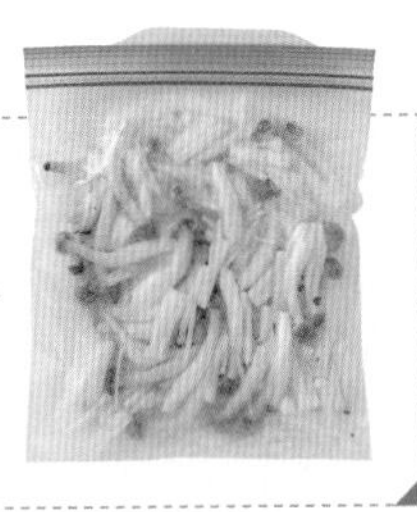

タンパク質
24.1g
(1人分)
つくりおき※
調理時間
20分

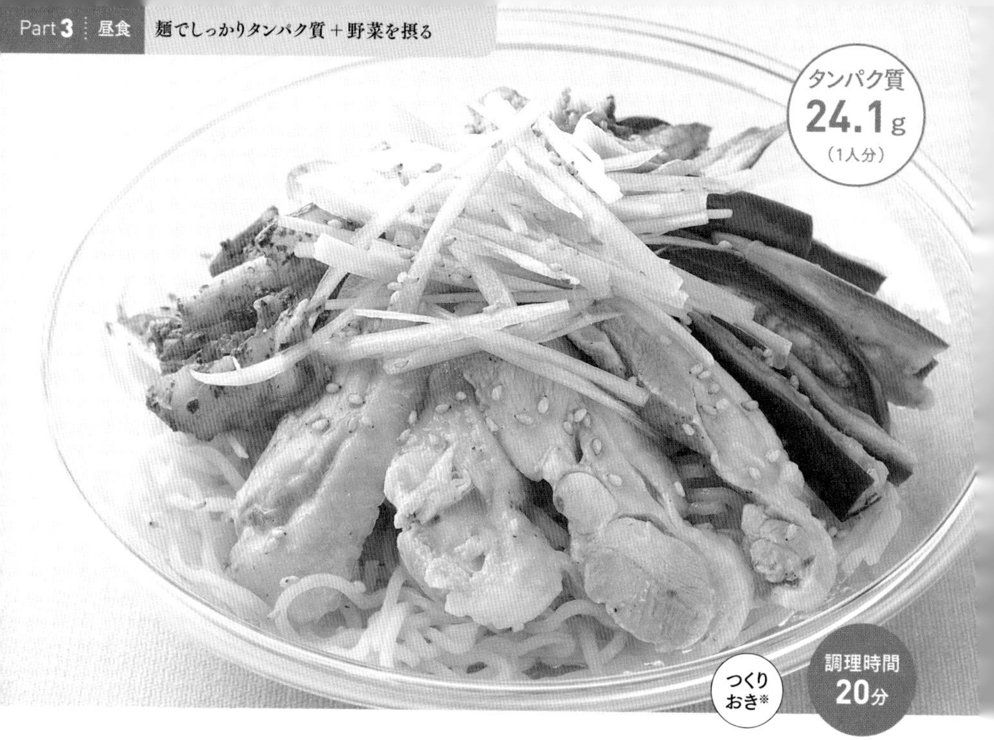

※鶏肉のレンジ蒸し、蒸しなす

ピリ辛のキムチがアクセント。

鶏肉の冷やし中華

材料(2人分)

中華麺 … 2玉(220g)
鶏肉のレンジ蒸し … 1/2枚分
鶏肉のレンジ蒸し
- 鶏もも肉 … 1枚
- 酒 … 大さじ2
- 塩・こしょう … 少々
- ねぎの青い部分 … 少々

なす … 2本
長ねぎ(白い部分) … 10cm
キムチ … 60g
たれ
- 鶏肉のレンジ蒸しの蒸し汁 … 大さじ2
- ポン酢醤油 … 大さじ1

ごま(白) … 少々

作り方

1. 鶏肉のレンジ蒸しを作る。耐熱皿に鶏もも肉をのせて塩・こしょうを振り、ねぎの青い部分をのせて、酒を振る。ラップをかけて電子レンジ（600W）で4分ほど加熱する。5分ほど蒸らし、食べやすい大きさに切る。皿に残った蒸し汁とポン酢醤油を合わせてたれを作る。
2. 中華麺はゆでる。なすは縦に数本切れ目を入れる。1本ずつラップで包み、電子レンジ（600W）で2分加熱し、5分ほど蒸らして食べやすく切る。長ねぎは5cm長さの白髪ねぎにする。キムチはざく切りにする。
3. 器に中華麺を盛りつけ、鶏肉のレンジ蒸し、なす、キムチ、白髪ねぎをのせ、たれを回しかけてごまを振る。

[503kcal/1人分]

食べる投資 2·3·6·7

冷めてもおいしいお弁当のおかず

冷めてもおいしく、つくりおきのできる
お弁当のおかずを集めました。
p.88-89は食物繊維、p.90-91は鉄、
p.92-93はDHEAが摂れる副菜レシピです。

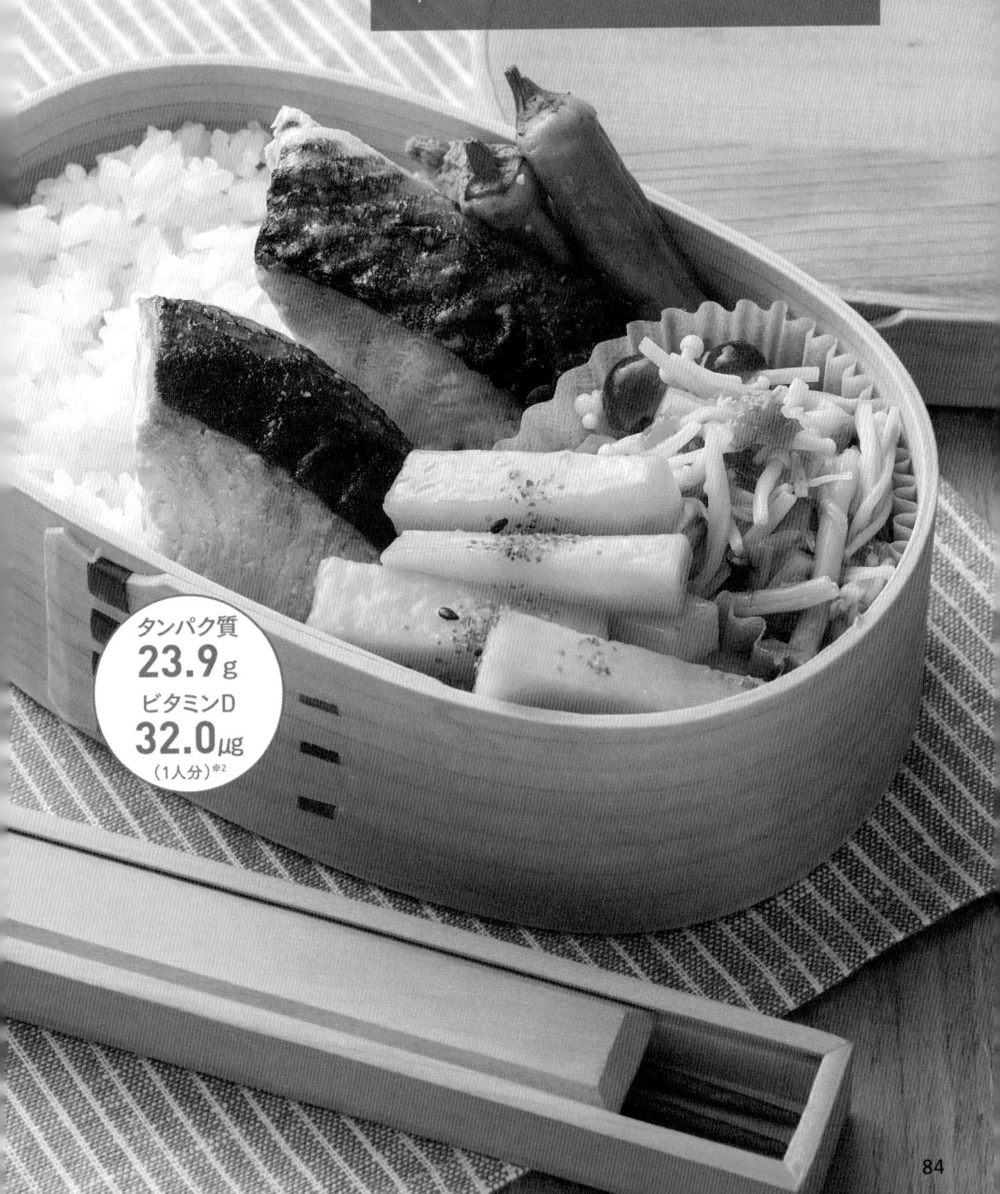

タンパク質
23.9g
ビタミンD
32.0μg
(1人分)※2

※鮭を漬ける時間は除く

調理時間 10分※

つくりおき

味噌とヨーグルトでしっとりした仕上がりに。

鮭のヨーグルト味噌漬け焼き

》材料（2人分）

生鮭 … 2切れ
ヨーグルト … 大さじ1
味噌 … 大さじ1
しし唐辛子 … 6本

》作り方

1. ポリ袋にヨーグルトと味噌を入れてよく混ぜ、鮭を漬けてひと晩冷蔵庫で置く。
2. しし唐辛子は破裂を防ぐため爪楊枝で数カ所穴をあける。1を軽くぬぐい、しし唐辛子とともにグリルで焼く。

［ 158kcal/1人分 ］

おすすめのお弁当おかずの組み合わせ

味噌味、醤油味、さっぱりした梅の酸味、味が重複しないように献立を組みます。野菜不足だと思ったら、鮭を焼くときにしし唐辛子を焼きます。

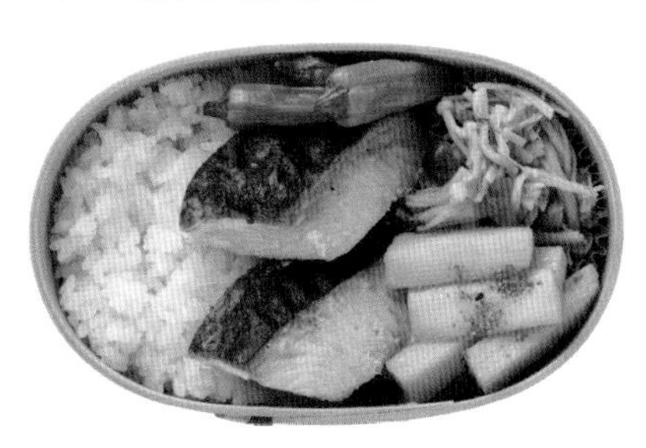

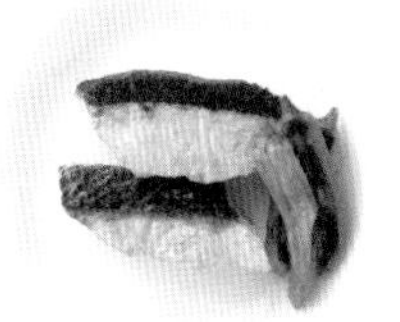

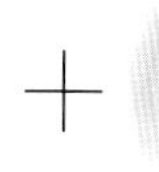

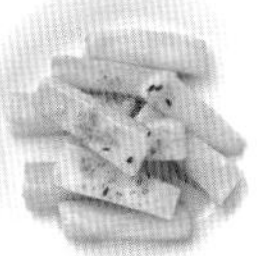

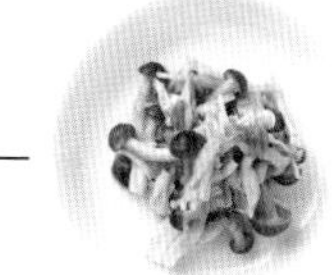

主菜
食べる投資3
鮭のヨーグルト味噌漬け焼き （➡p.84）

副菜
食べる投資7
長いものきんぴら （➡p.93）

副菜
食べる投資2
えのきとしめじの梅和え （➡p.88）

※2 鮭のヨーグルト味噌漬け焼きの栄養価

タンパク質
16.9g
(1人分)
冷凍
OK
つくり
おき
調理時間
15分

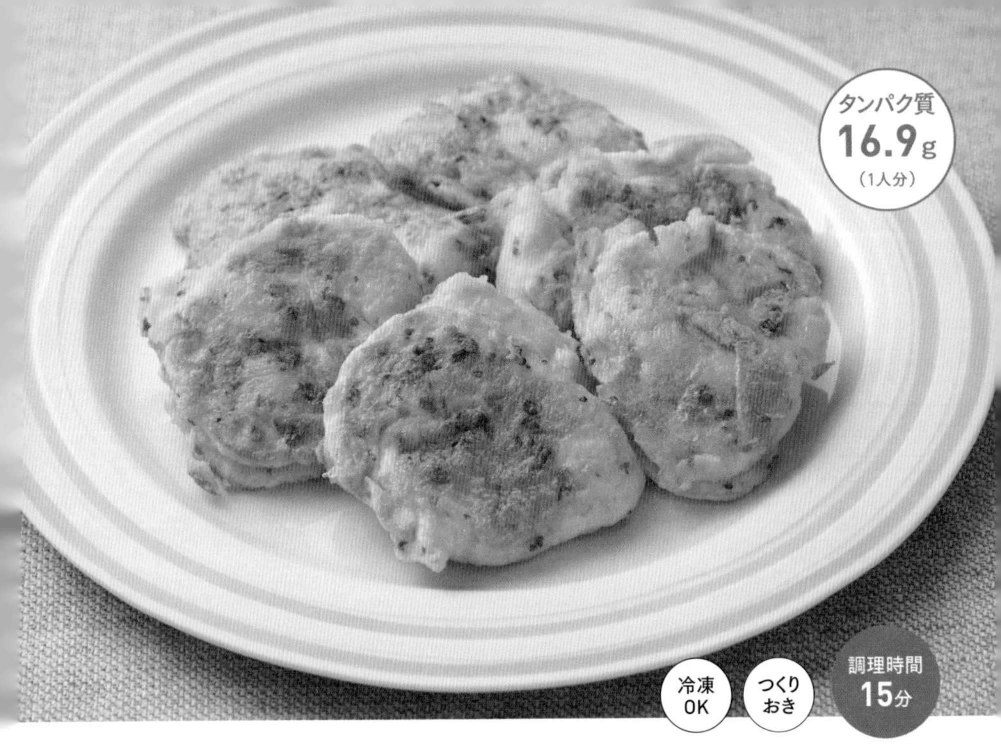

つくりおきしてもおいしい主菜です。

鶏肉のピカタ

≫ 材料(2人分)

鶏ささみ … 2本
塩・こしょう … 各少々
小麦粉 … 適量
卵 … 1個
粉チーズ … 大さじ1
パセリ(みじん切り) … 大さじ1
オリーブ油 … 大さじ1

≫ 作り方

1. 鶏ささみは観音開きにしてそぎ切りにする。塩・こしょうを振って小麦粉をまぶす。
2. 卵、粉チーズ、パセリを合わせて混ぜる。
3. 1を2にくぐらせ、オリーブ油を熱したフライパンで焼く。鶏肉の色が白くなったらひっくり返し、弱火でふたをして2分程度焼く。

[183kcal/1人分]

手軽に栄養プラス

鶏ささみは低脂質・高タンパク

鶏ささみはタンパク質源の中でも低脂質・高タンパクな食材です。代謝に必要な「ナイアシン」「ビタミンB6」「パントテン酸」などのビタミンB群も多く含みます。衣をつけて焼くことでしっとり、冷めてもおいしい仕上がりになります。

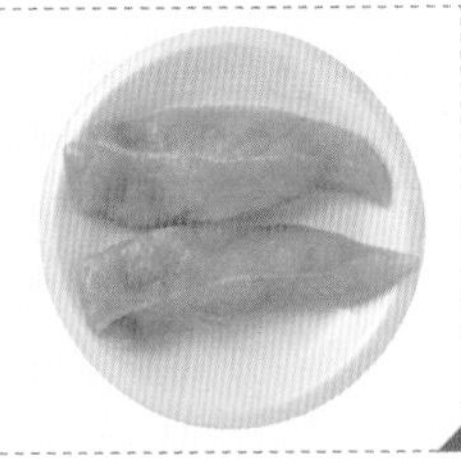

タンパク質
11.5g
(1人分)
冷凍
OK
つくり
おき
調理時間
15分

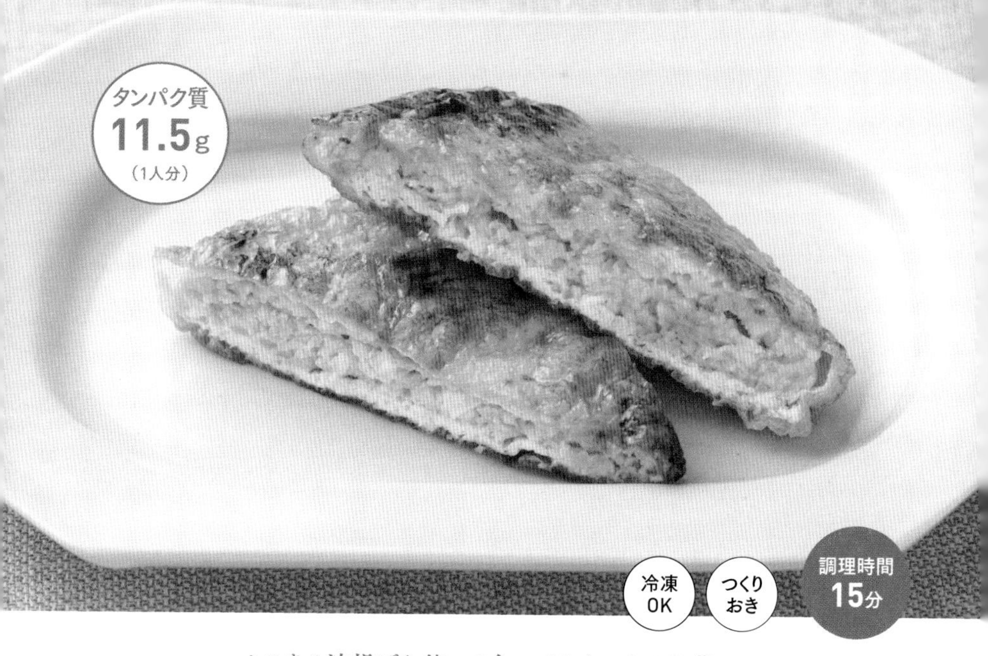

コクのある油揚げを使って食べごたえのある主菜に。

油揚げの肉詰め焼き

材料(2人分)

油揚げ … 1枚
鶏ひき肉 … 100g
長ねぎ … 10㎝
しょうが(絞り汁) … 小さじ1/2
塩 … 少々
ポン酢醤油 … 大さじ1

作り方

1. 鶏ひき肉、みじん切りにした長ねぎ、しょうが、塩を合わせてよく混ぜる。
2. 油揚げを半分に切って袋状にする。1を入れて平たくする。
3. フライパンを熱し、2を中火で焼く。中の肉の色が変わってきたらひっくり返し、ふたをして弱火で2分ほど焼く。ふたを取って汁気を飛ばし、ポン酢醤油を回しかけて絡める。

[142kcal/1人分]

手軽に栄養プラス

油揚げは意外と高タンパク

油揚げは意外とタンパク質の含有量が多い食材。1枚(20g)で3.6gのタンパク質を含みます。油で揚げているため、脂質とカロリーが高い食材ですが、コクがあり、食べた時の満足感も高まります。

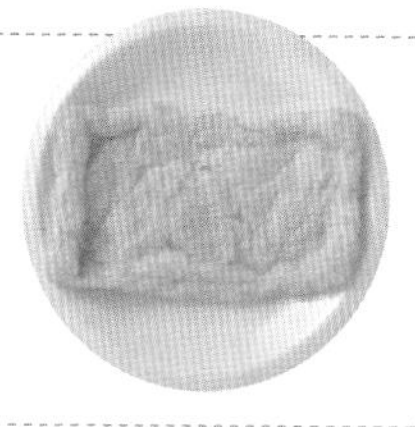

食物繊維
1.2g
(1食分)※
つくりおき
調理時間
5分

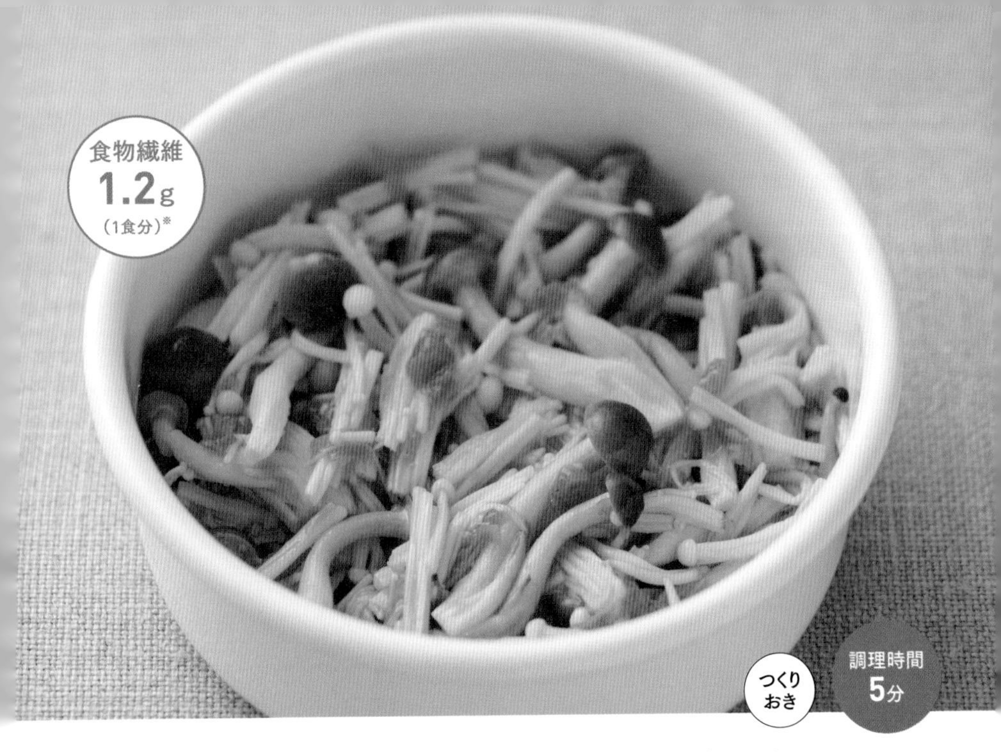

箸休めにあると便利。きのこの旨味と梅の酸味が楽しめます。

えのきとしめじの梅和え

» 材料（4～6食分）

えのきたけ … 1パック（100g）
しめじ … 1パック（100g）
梅干し … 1個
酒 … 大さじ1
醤油・みりん … 各小さじ1

» 作り方

1. えのきたけは3cm長さに切り、しめじはほぐす。梅干しは種を取ってたたく。
2. 耐熱皿にえのきたけとしめじを入れて酒を振る。ラップをかけて電子レンジ（600W）で2分加熱し、あら熱が取れるまで蒸らす。
3. 梅干し、醤油・みりんを合わせ、2の汁気を切って和える。

※栄養価は材料を6食分として計算

[10kcal/1食分]

時短でおいしく

きのこが苦手な人は…

きのこは低カロリーで歯ごたえもあるため、料理のボリュームを出したい時にぴったりの食材です。匂いが苦手な場合はバターやカレー粉でソテーにすると食べやすくなります。

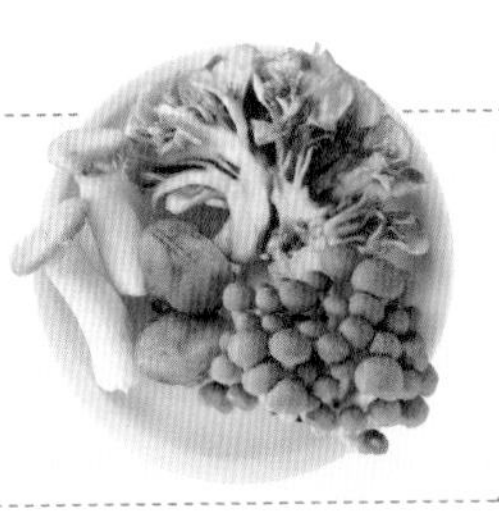

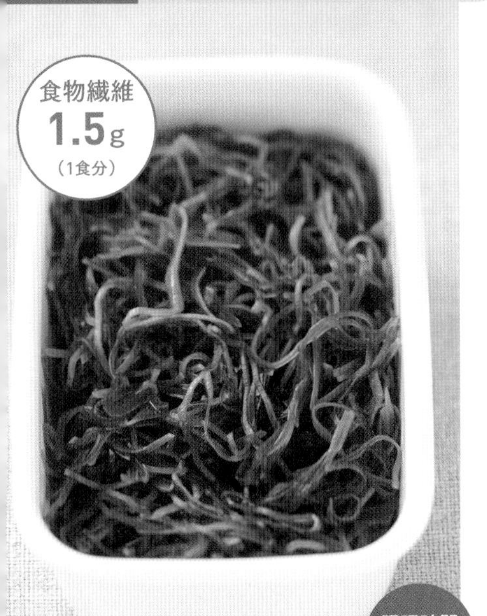

さっぱり、ピリ辛味で箸が進む。

切り昆布の酢醤油漬け

》材料（8食分）

切り昆布（乾燥）… 30g

A 酢・醤油・みりん … 各大さじ2
ごま油 … 大さじ1
唐辛子（小口切り）… 少々

》作り方

1. 切り昆布はもどして食べやすく切る。
2. 鍋に湯を沸かし、1を加えてさっとゆでる。
3. よく水を切り、合わせたAになじむまで漬ける。

[33kcal/1食分]

※うち、切り昆布のもどし時間5分

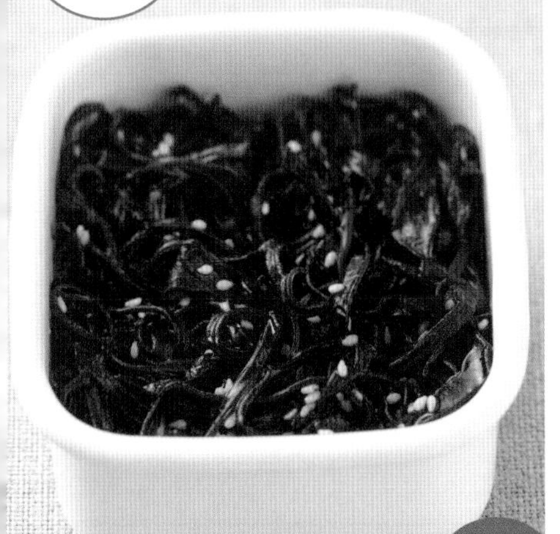

きのこの中でトップクラスの食物繊維量。

きくらげの甘辛煮

》材料（4食分）

きくらげ（乾燥）… 20g
ごま油 … 小さじ2
醤油・みりん … 各大さじ1
ごま（白）… 小さじ2

》作り方

1. きくらげはもどして細切りにする。
2. フライパンにごま油を熱し、きくらげを炒める。醤油・みりんを回し入れて絡め、ごまを振る。

※栄養価は材料を4食分として計算 [22kcal/1食分]

きくらげは食物繊維だけでなく、鉄も豊富。上記レシピ1人分で1.0mgの鉄が摂取できます。

※うち、きくらげのもどし時間15分

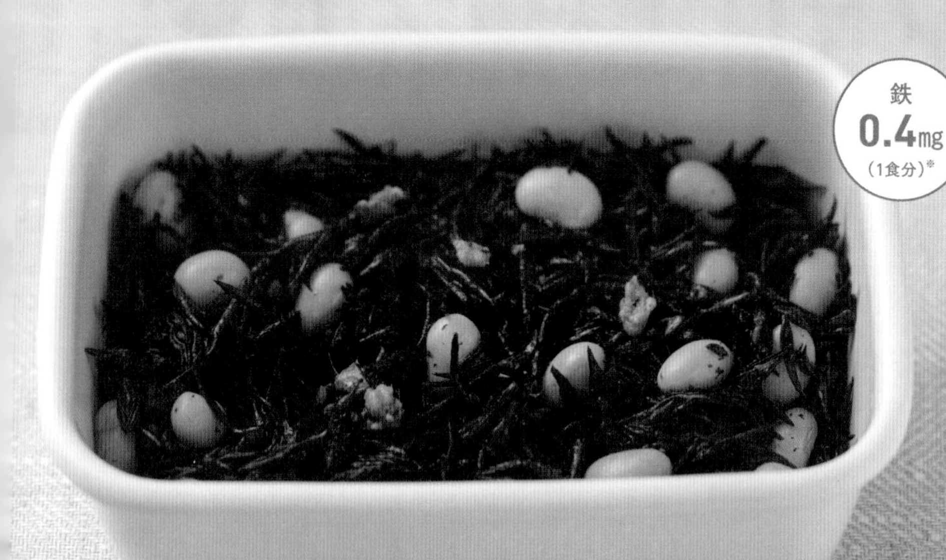

※2 うち、切り昆布のもどし時間5分

アンチョビと粒マスタードが効いた洋風メニュー。

ひじきと大豆のアンチョビマリネ

》材料(4〜6食分)

ひじき(乾燥)… 15g
蒸し大豆 … 50g
ドレッシング
- アンチョビ … 3枚
- 粒マスタード … 小さじ1
- 酢 … 大さじ1
- 塩 … 少々
- オリーブ油…大さじ1

》作り方

1. ひじきはもどしてさっとゆでる。アンチョビは刻み、ドレッシングのその他の材料と合わせる。
2. ひじきと蒸し大豆を合わせ、ドレッシングで和える。

※栄養価は材料を6食分として計算

[44kcal/1食分]

手軽に栄養プラス

ひじきはカルシウムや食物繊維も豊富

ひじきは鉄だけでなくカルシウムなどミネラル、食物繊維の含有量も多い、栄養豊富な食材です(上記レシピの1食分に2.0gの食物繊維を含みます)。醤油味の煮物など和食献立で登場することが多いですが、目先を変えて洋風の味付けにして献立に取り入れたい食材です。

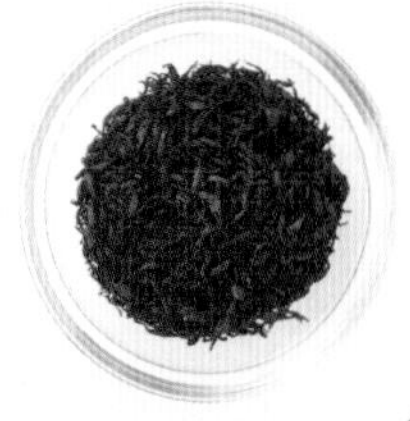

鉄
6.6mg
（1食分）※

つくりおき

調理時間
20分※

※うち、切干大根のもどし時間10分

少量添えるだけでも、たっぷり鉄が摂れる。

切干大根とアサリの煮物

》材料（4〜6食分）

切干大根 … 30g
アサリ（水煮缶）… 1缶（130g）
醤油 … 小さじ2
みりん … 小さじ1

》作り方

1. 切干大根はもどして食べやすく切る（もどし汁は取っておく）。
2. 鍋に切干大根のもどし汁1/4カップ、アサリ缶の汁、醤油・みりんを入れて火にかけ、煮立ったらアサリの身を加えてさっと煮る。

※栄養価は材料を6食分として計算　[42kcal/1食分]

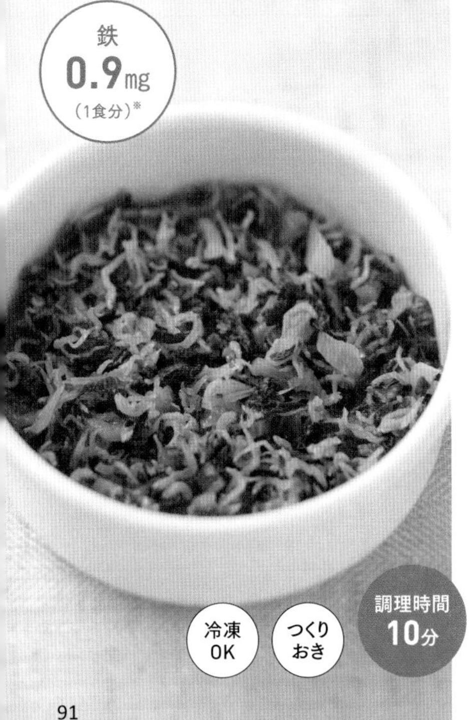

ビタミンC豊富な小松菜で鉄の吸収率アップ。

小松菜とちりめんじゃこの佃煮

》材料（4〜6食分）

小松菜 … 1束（200g）
ちりめんじゃこ … 40g
ごま油 … 大さじ1
A｜醤油 … 大さじ1
　｜みりん・酒 … 各大さじ1/2

》作り方

1. 小松菜はゆでて細かく刻む。
2. フライパンにごま油を熱し、ちりめんじゃこを炒める。小松菜、Aを加えて、汁気がなくなるまで炒める。

[41kcal/1食分]

※栄養価は材料を6食分として計算

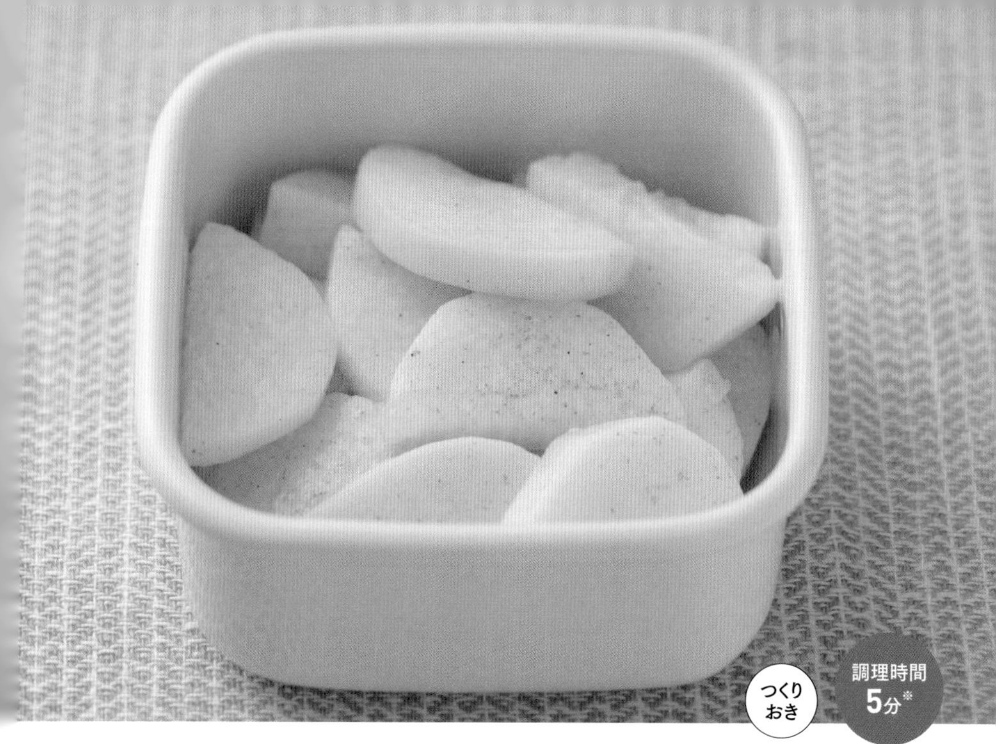

ピクルス液はすし酢を使って手軽に。

※漬ける時間は除く

長いものカレーピクルス

》材料（4食分）

長いも … 200g（10cm）

A
- カレー粉 … 小さじ1/4
- すし酢 … 大さじ1
- オリーブ油 … 小さじ1

》作り方

1. 長いもは半月切りにする。電子レンジ（600W）で1分ほど加熱し、合わせたAを30分以上なじませる。

［ 46kcal/1食分 ］

時短でおいしく

ピクルスは保存袋で漬ける

シャキシャキの食感を楽しめるよう、長いもの加熱は控えめに。保存袋を使うことで、少量のピクルス液でも短時間でしっかり味をなじませることができます。容器の洗い物も不要。保存袋に入れる際はしっかり空気を抜きます。

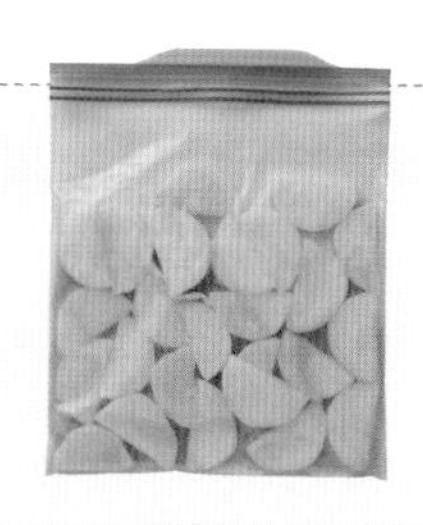

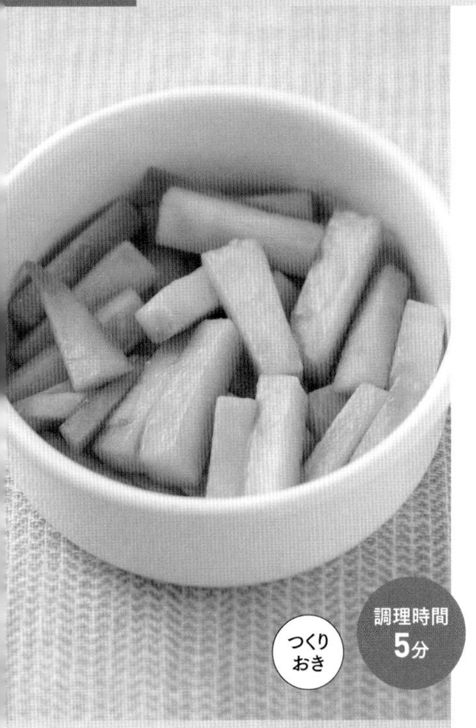

甘辛いたれが絡んだお弁当向きの一品。

長いものきんぴら

》材料（4食分）

長いも … 200g（10cm）
ごま油 … 大さじ1/2
醤油・みりん … 各小さじ2
七味唐辛子 … 少々

》作り方

1. 長いもは棒状に切る。
2. フライパンにごま油を熱し、長いもを炒める。醤油・みりんを絡める。
3. 器に盛りつけて、七味唐辛子を振る。

※保存時には七味唐辛子は振らず、食べる時、またはお弁当箱に詰めるタイミングで振る。

[49kcal/1食分]

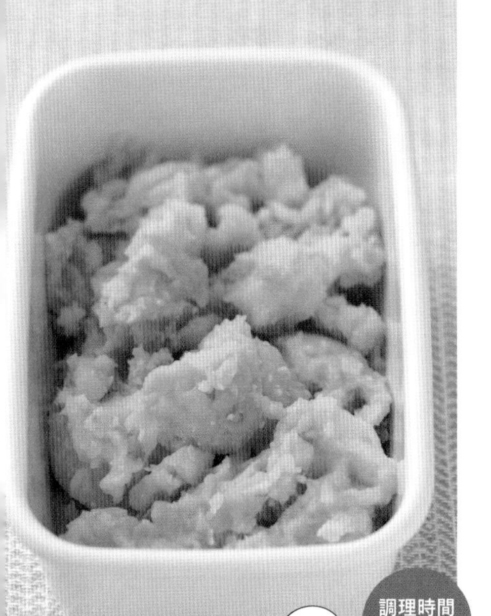

ゆでて和えるだけで簡単にできあがる。

里いもの味噌和え

》材料（4食分）

里いも … 4～5個（正味200g）
味噌・みりん … 各大さじ1

》作り方

1. 里いもは皮付きのままゆでる。皮をむき、粗くつぶす。
2. 全ての材料を合わせて和える。

[48kcal/1食分]

column 2

「味わうための手順」が食を豊かにする

食事は健康を守るために重要な役割を果たしていますが、栄養ばかりに捉われていては楽しくありません。

今、「食を五感で楽しむ」ということが、非常に少なくなっています。食事は「視て」「味わって」おいしいことはもちろんですが、「音」や「匂い」も重要な要素です。

電子レンジで温める食事でも、ラップを取った時に匂いはしますが、食材から調理すれば、包丁で切る時の音、炒めたり煮る音、香りがしてきます。食べるまでの気持ちの準備が整い、子どもであれば「今日のご飯は何かな」と食欲を湧かせるきっかけにもなります。

食事は「作ること、食べることそのものを味わう」ことと考えると、食の楽しさ、豊かさも広がっていきます。

part 4

「食べる投資」になる夕食レシピ

調理15分以内で完成するから続けやすい。
くり返し作って食べたくなる、
飽きのこない夕食レシピを集めました。
ぜひ、我が家の定番を見つけてください。

夕食を「食べる投資」にするポイント

夕食は食べ過ぎに注意する

夜は体が栄養を吸収し、ため込みやすい時間帯です。夕食は会食の予定が入るなど、1日の食事の中でメインとなる方も多いでしょう。しかし、夕食にお腹いっぱい食べると体に脂肪をため込みやすいので注意が必要です。

夕食は空腹を感じない程度に軽く、なるべく早めの時間帯に済ませます。食事を摂る時間が遅い日は、P.109「白身魚のレンジ蒸し」など、低脂質で消化の良いメニューがおすすめ。器ひとつで作れて洗い物も負担になりません。

夕食時に野菜の下ごしらえをまとめて作業

夕食の準備は、3食の中で最も時間をかける方も多いでしょう。このタイミングで**野菜をまとめて下ごしらえしておくと、朝食や昼食の手間が格段に省けます。**例えば、野菜に火を通すためにその都度お湯を沸かすのは手間ですが、夕食でブロッコリーをゆでるためにお湯を沸かしたら、ついでに根菜や青菜もゆでて保存容器に入れておく。ほうれん草などアクの多い野菜を最後にします。朝や昼は使いたいタイミングでサッと取り出せます。

ひとつの調理器具でまとめて済ませる

ひとつの調理器具の中で複数の食材を調理すると、主菜と副菜が揃えやすくなります。例えば、魚を焼く時に、一緒に付け合わせの野菜も加熱する。野菜は塩・こしょうを振って取り出し、魚は照り焼きに。電子レンジで加熱する時も同様です。もやしと鶏肉に酒と塩を振って一緒に加熱。もやしはねぎ塩で和え、鶏肉やポン酢をかけるなど。加熱時にシンプルな味付けにしておけば、その後の味付けで変化をつけやすく、応用が効きます。

おすすめの献立

献立例 ① 低脂質で、質の良い睡眠を導く献立

睡眠の質を高めるグリシンを豊富に含む、エビを主菜にした献立です。

主食

ご飯

糖質は1日の中で量を調整します（➡p.33）。

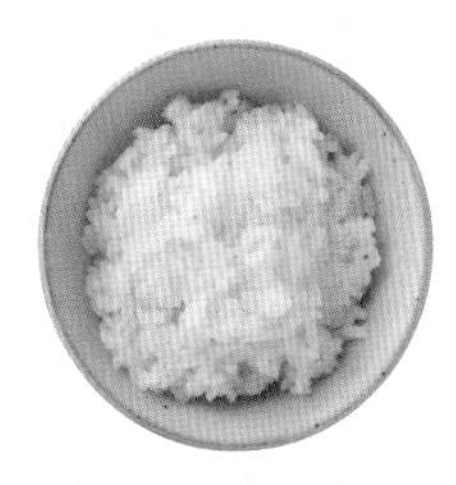

＋

主菜 食べる投資10

エビとエリンギのチリソース炒め（➡p.132）

低脂質なエビは夕食にぴったり。エリンギを乱切りにしてボリューム感を出します。

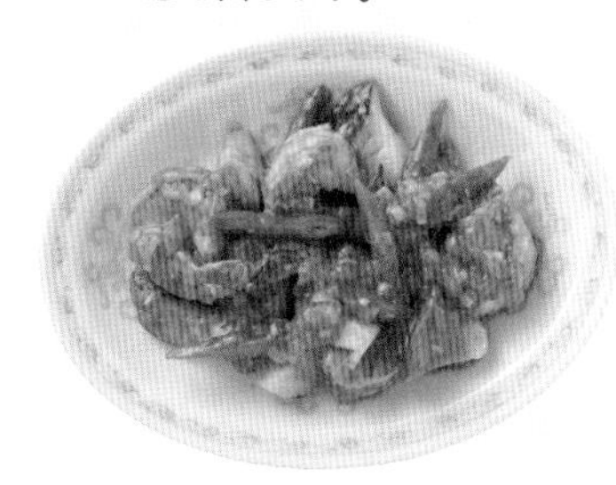

＋

副菜 食べる投資2

モロヘイヤとたけのこ、しいたけのスープ（➡p.102）

食物繊維豊富な葉物野菜、根菜、きのこを組み合わせた1品。

献立例 ② 時間がない日にすぐ作れる献立

缶詰や短時間で火が通る野菜を使い、15分で完成する献立です。

主食

ご飯

糖質は1日の中で量を調整します（➡p.33）。

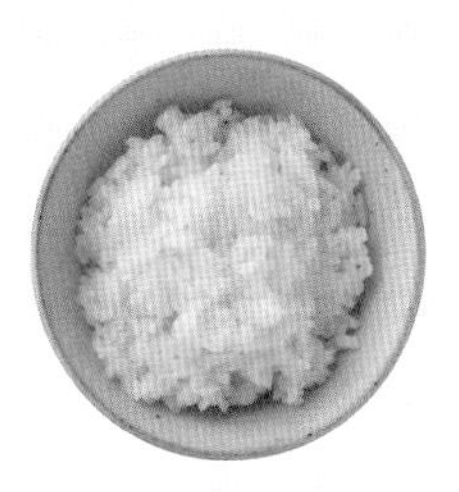

＋

主菜 食べる投資3

鮭中骨缶のスープカレー（➡p.110）

緑黄色野菜がたっぷり。食べ応えも十分。

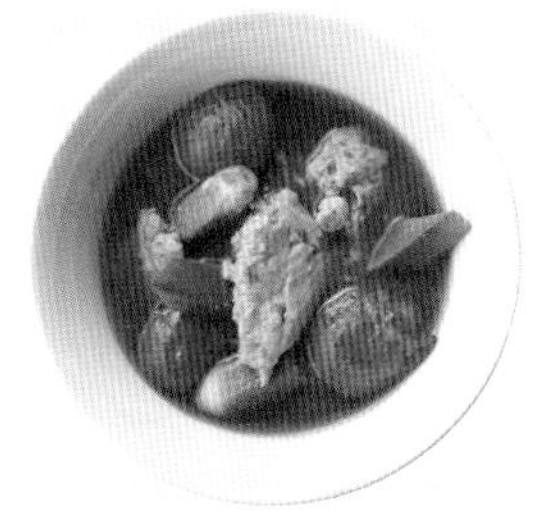

＋

副菜 食べる投資4

コールスローサラダ（➡p.120）

主菜で緑黄色野菜を使うので、副菜は淡色野菜を取り合わせます。

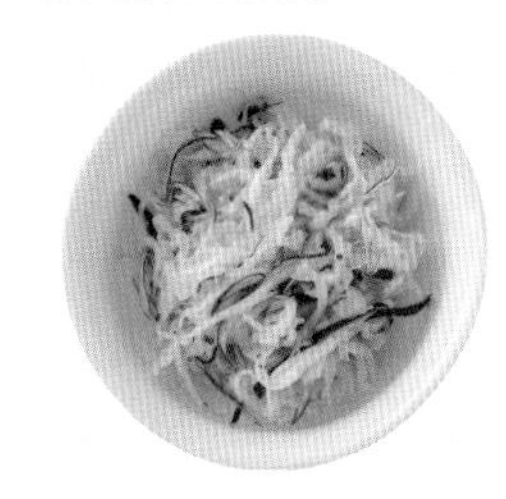

食べる投資 1

納豆をおいしく食べるおかず

納豆の匂いが苦手な方でも
おいしく食べやすいレシピをご紹介します。
ポイントは温度。納豆は温めると匂いが強くなるため、
できるだけ冷やして食べるのがおすすめです。

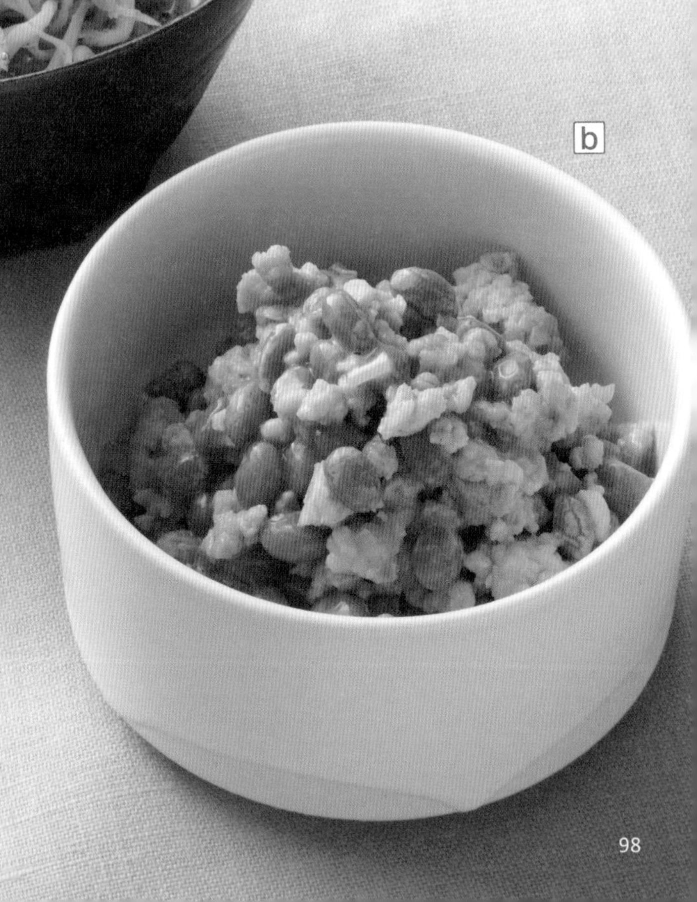

たっぷりのしらすとわさびの清涼感で食べやすい。

調理時間 3分

a しらす納豆

» 材料（2人分）

納豆 … 2パック
しらす干し … 20g
わさび … 少々

» 作り方

1. 納豆は添付のたれを混ぜる。
2. 器に盛りしらす干しをのせ、わさびを添える。

［ 96kcal/1人分 ］

鶏の旨味とごま油の香りが引き立つ。

b 鶏納豆そぼろ

» 材料（2人分）

納豆 … 2パック
鶏ひき肉 … 100g
長ねぎ … 10cm
ごま油 … 小さじ1
醤油・みりん … 各大さじ1/2

» 作り方

1. 鶏そぼろを作る。フライパンにごま油を熱し、みじん切りにした長ねぎを炒める。香りが立ったら、鶏ひき肉をぽろぽろになるように炒め、醤油・みりんを加えて汁気がなくなるまで炒める。
2. 納豆は添付のたれとからしを混ぜる。
3. 納豆に 1 を1/2量加えて和える。

※鶏そぼろは冷蔵庫で3日程度保存できます。冷凍も可。納豆和えの他、混ぜご飯に使ったり、ゆでた青菜と和えてもおいしい。

［ 153kcal/1人分 ］

納豆が苦手なら、「味噌」もおすすめ

納豆にはp.10でお伝えしたように、様々な健康効果がある食品ですが、どうしても苦手な方もいるでしょう。その場合は、同じく大豆の発酵食品である「味噌」を積極的に食事に取り入れるようにしましょう。味噌は悪玉コレステロールの抑制、整腸効果、美肌効果など、様々な健康効果が期待できます。
食事に味噌汁として添えるのが最も手軽です。野菜をたっぷり入れれば副菜の一品になります。

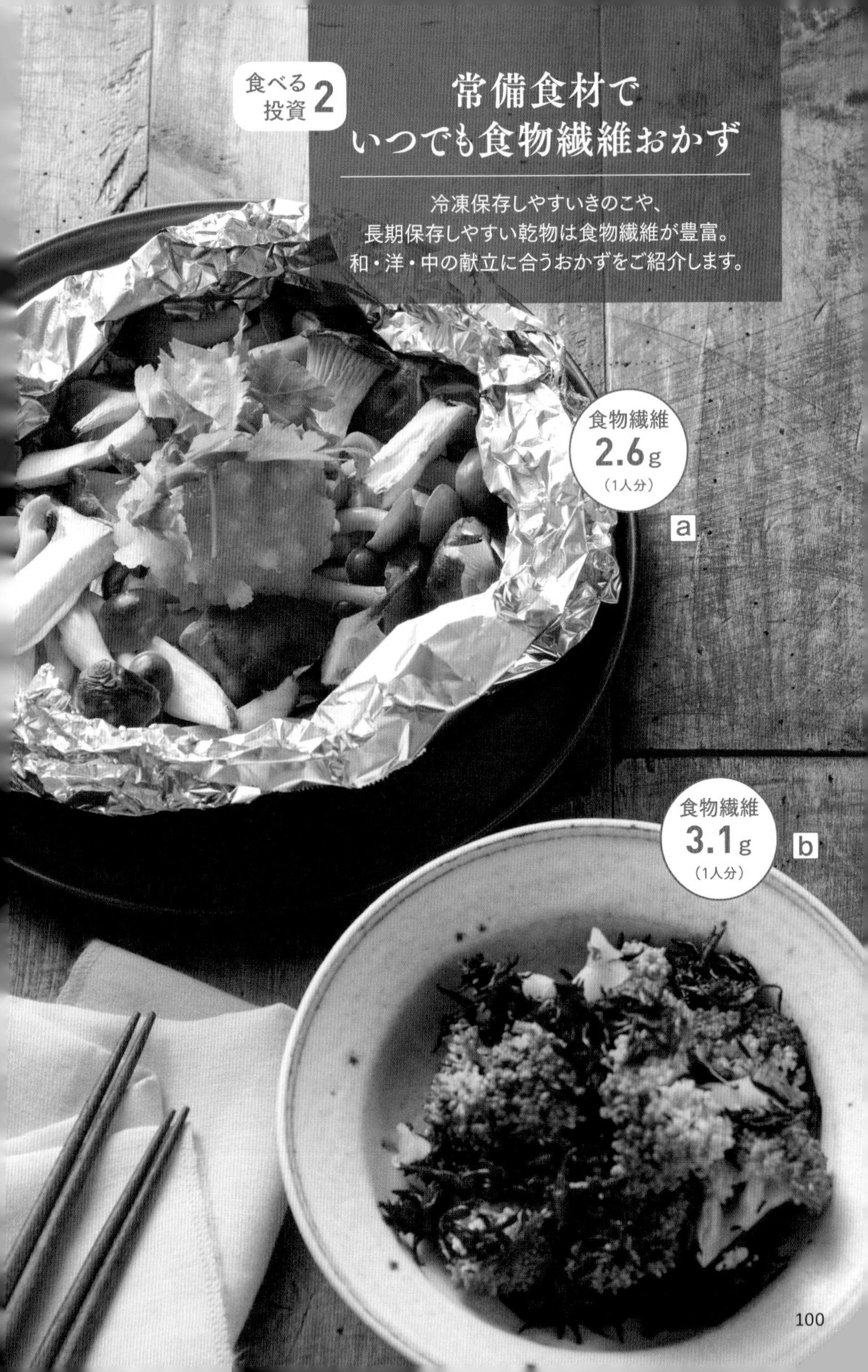

食べる投資2

常備食材でいつでも食物繊維おかず

冷凍保存しやすいきのこや、
長期保存しやすい乾物は食物繊維が豊富。
和・洋・中の献立に合うおかずをご紹介します。

調理時間 15分

つくりおき

きのこの旨味を蒸して凝縮。

a きのこの包み焼き 大根おろし、三つ葉添え

》材料(2人分)

しいたけ … 2個
しめじ … 1/2パック
エリンギ … 1本
酒 … 小さじ1
大根おろし … 1/4カップ
三つ葉 … 少々
ポン酢醤油 … 小さじ2

》作り方

1. しいたけは十字に切る。しめじはほぐす。エリンギは4つ割りにする。
2. 1をアルミホイルにのせ、酒を振って包み、グリルまたはオーブントースターで10分程度焼く(またはフライパンで蒸し焼きにしても良い)。
3. 器に盛りつけて、大根おろし、ざく切りにした三つ葉をのせ、ポン酢醤油を添える。

[20kcal/1人分]

時短でおいしく

覚えておくと便利な包み焼き

洗い物が少なく、簡単にできる包み焼きは覚えておくと便利。きのこと一緒に鮭や鶏ささみを包んで焼けば、ボリュームたっぷりの主菜にもなります。

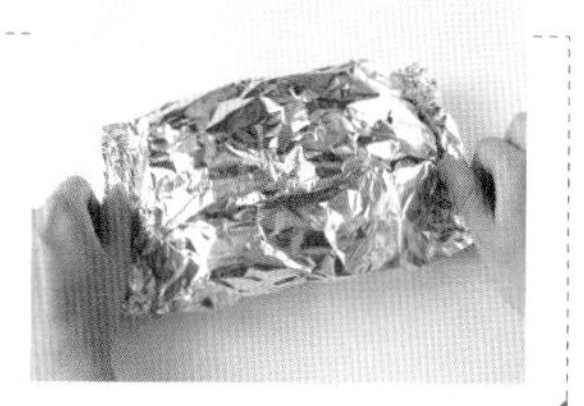

調理時間 10分

つくりおき

さわやかな香りと辛味で箸が進む。

b ひじきとブロッコリーのからし和え

》材料(2人分)

ひじき … 5g(小さじ1)
ブロッコリー … 80g(1/3〜1/2株)
A からし … 小さじ1/4
　醤油 … 小さじ1
　だし汁 … 小さじ1

》作り方

1. ひじきは水でもどしてゆでる。ブロッコリーは小房に分けてゆでる。Aはあらかじめ合わせておく。
2. ひじきとブロッコリーを合わせて、Aで和える。

[21kcal/1人分]

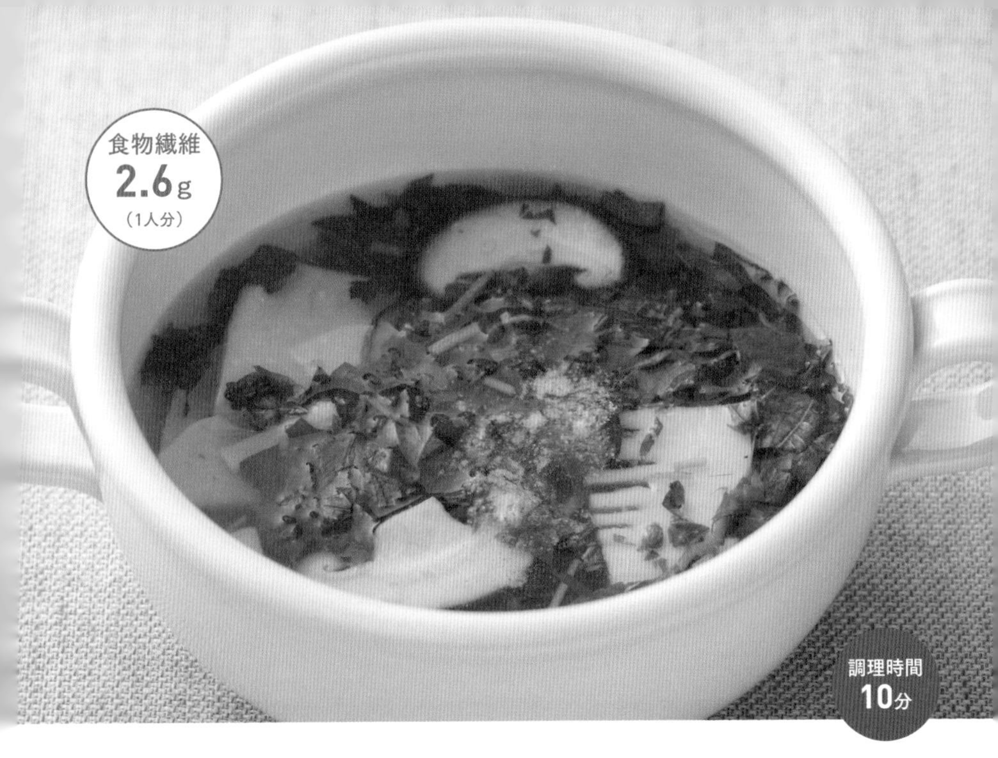

食物繊維が豊富な野菜ときのこの取り合わせ。

モロヘイヤとたけのこ、しいたけのスープ

≫材料（2人分）

モロヘイヤ … 1/2束
たけのこ … 50g
しいたけ … 1枚
水 … 1と1/2カップ
鶏がらスープの素 … 小さじ1
塩・白こしょう … 各少々

≫作り方

1. モロヘイヤは葉を摘んでゆでて刻む。たけのこは穂先は薄切り、根元はいちょう切りにする。しいたけは薄切りにする。
2. 鍋に水と鶏がらスープの素を入れて熱し、たけのこ、しいたけを加える。再び煮立ったらモロヘイヤを加え、塩・白こしょうで味を調える。

[22kcal/1人分]

手軽に栄養プラス

モロヘイヤはベータカロテンも豊富

モロヘイヤは食物繊維だけでなく、ベータカロテンや鉄、カルシウムも豊富。1束分の葉をまとめてゆでて刻み、小分けにして冷凍しておくと使いやすいです。時季的に手に入らない場合はオクラで代用しましょう。

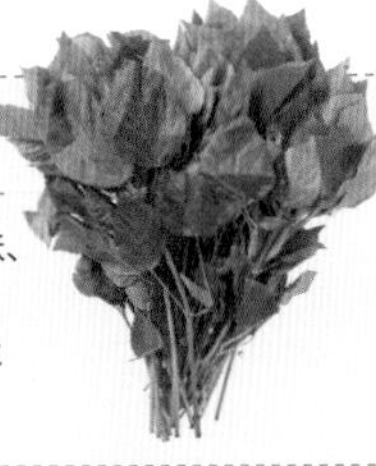

食物繊維
2.1g
（1食分）
つくりおき
調理時間
10分

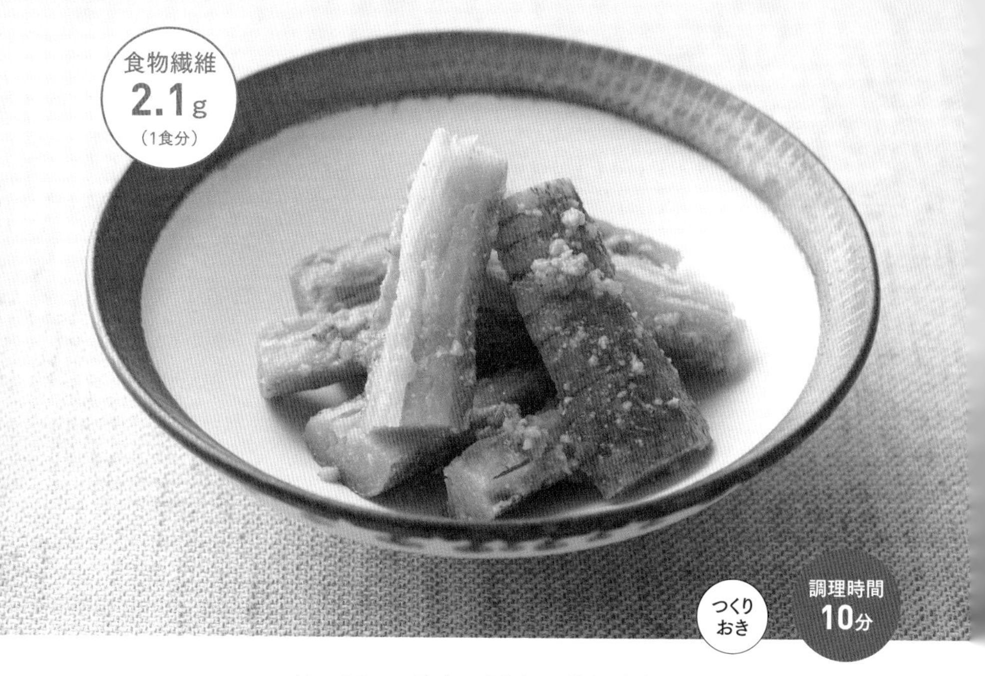

つくりおきして、献立の「あと一品」にどうぞ。

ごぼうのごま酢和え

》材料（4食分）

ごぼう … 150g

A 醤油 … 小さじ2
砂糖・酢 … 各大さじ1/2
すりごま（白）… 大さじ1

》作り方

1. ごぼうはゆでて叩き、食べやすい大きさに切る。

2. Aを合わせてごぼうを和える。

［38kcal/1人分］

手軽に栄養プラス

根菜は献立に上手に取り入れる

ごぼうやれんこん、いも類などの根菜は、野菜の中では糖質が多めですが、歯ごたえや食べごたえがあるものが多いです。よく噛んで食べることで、血糖値の上昇を抑えたり、満腹感も高まります。献立に上手に取り入れたい食材です。

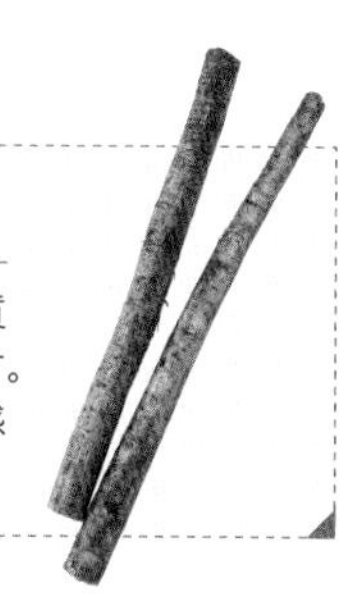

食物繊維
3.8g
(1人分)
冷凍
OK
つくり
おき
調理時間
20分※

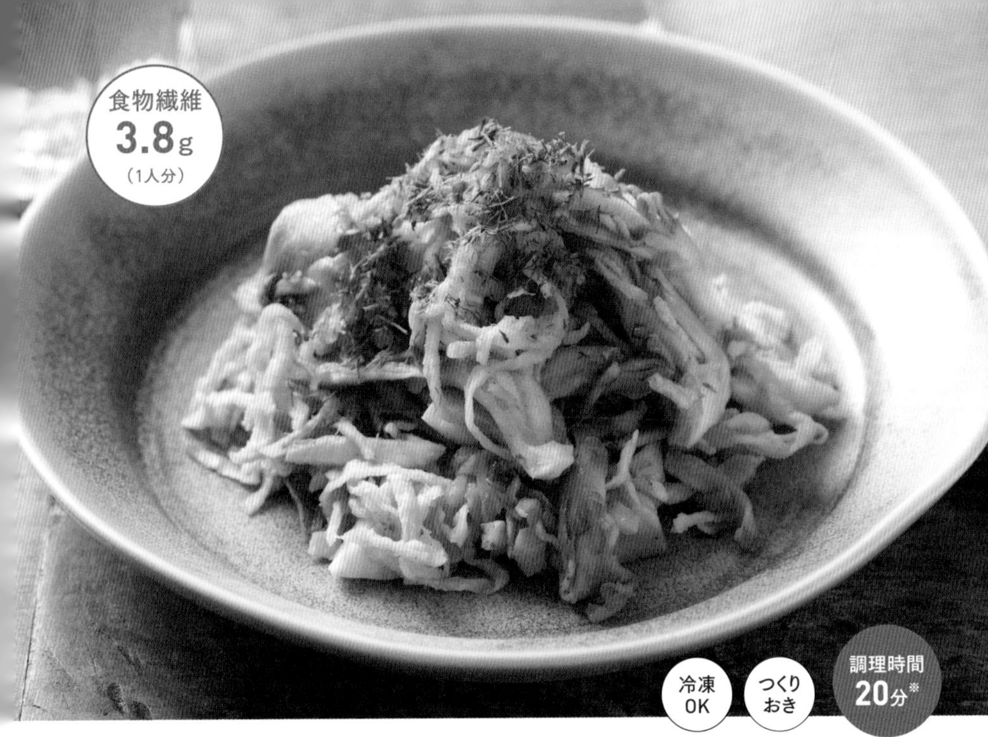

※うち、切干大根の
もどし時間10分

焼きそば風の一品で、子どもも食べやすい。

切干大根とまいたけのソース炒め

》材料(2人分)

切干大根 … 20g
まいたけ … 1パック
ベーコン(お好みで) … 1枚
A | ウスターソース … 小さじ2
　 | 切干大根のもどし汁
　 | … 大さじ1
油 … 大さじ1/2
青のり … 少々

》作り方

1. 切干大根はもどして絞る(もどし汁はとっておく)。まいたけはほぐす。ベーコンは細切りにする。Aはあらかじめ合わせておく(材料でベーコンを使わない場合はソースの量を増やして調整する)。
2. フライパンに油を熱し、ベーコンを炒める。脂が出てきたら切干大根とまいたけを炒める。しんなりしたらAを回し入れてからめ、青のりを振る。

[113kcal/1人分]

手軽に栄養プラス

もどし汁を使って減塩

切干大根のもどし汁とソースを合わせることで、旨味が増し、ソースの酸味もまろやかになって食べやすくなります。減塩にもつながります。

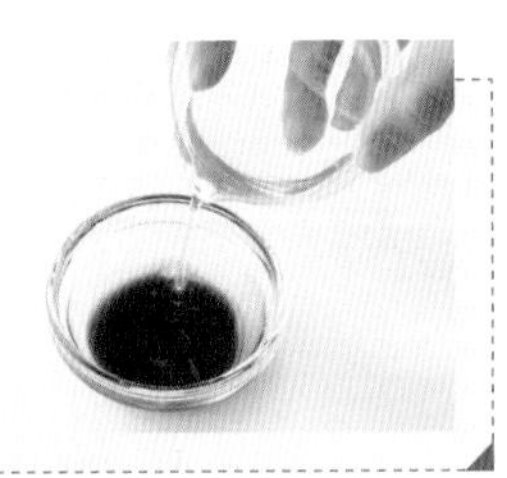

食物繊維
5.1g
（1人分）

フレンチドレッシングにマスタードをきかせた。

切り昆布と蒸し大豆のサラダ

》材料（2人分）

切り昆布（乾燥）… 10g
蒸し大豆 … 60g
きゅうり … 1/2本
赤パプリカ … 1/4個
フレンチドレッシング … 大さじ1
粒マスタード … 小さじ2

》作り方

1. きゅうりと赤パプリカは角切りにする。切り昆布はもどして食べやすく切り、さっとゆでる。
2. 1と残りの材料を和える。

[117kcal/1人分]

つくりおき

調理時間
10分※

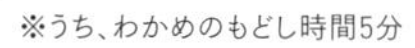

※うち、わかめのもどし時間5分

食物繊維
2.4g
（1人分）

シンプルな味付けがやみつきになる。

わかめのナムル

》材料（2人分）

わかめ（塩蔵）… 80g
長ねぎ … 1/4本
にんにく（みじん切り）… 少々
唐辛子（小口切り）… 少々
ごま油 … 小さじ1
醤油 … 少々

》作り方

1. わかめはもどしてざく切りにする。長ねぎはみじん切りにする。
2. フライパンにごま油とにんにくを熱し、香りが立ってきたら、長ねぎ、唐辛子を加える。わかめを加えて炒め合わせ、醤油で味を調える。

[32kcal/1人分]

冷凍OK

つくりおき

調理時間
15分※

※うち、切り昆布のもどし時間5分

食べる投資 3

缶詰・刺身・切身で週3日の魚献立

準備・調理・後片付けの負担を軽くするレシピを取り入れて、「週の半分は魚」の習慣化を目指しましょう。p.114-115ページの、豆や卵を使った食べごたえのある主菜レシピも併せてご活用ください。

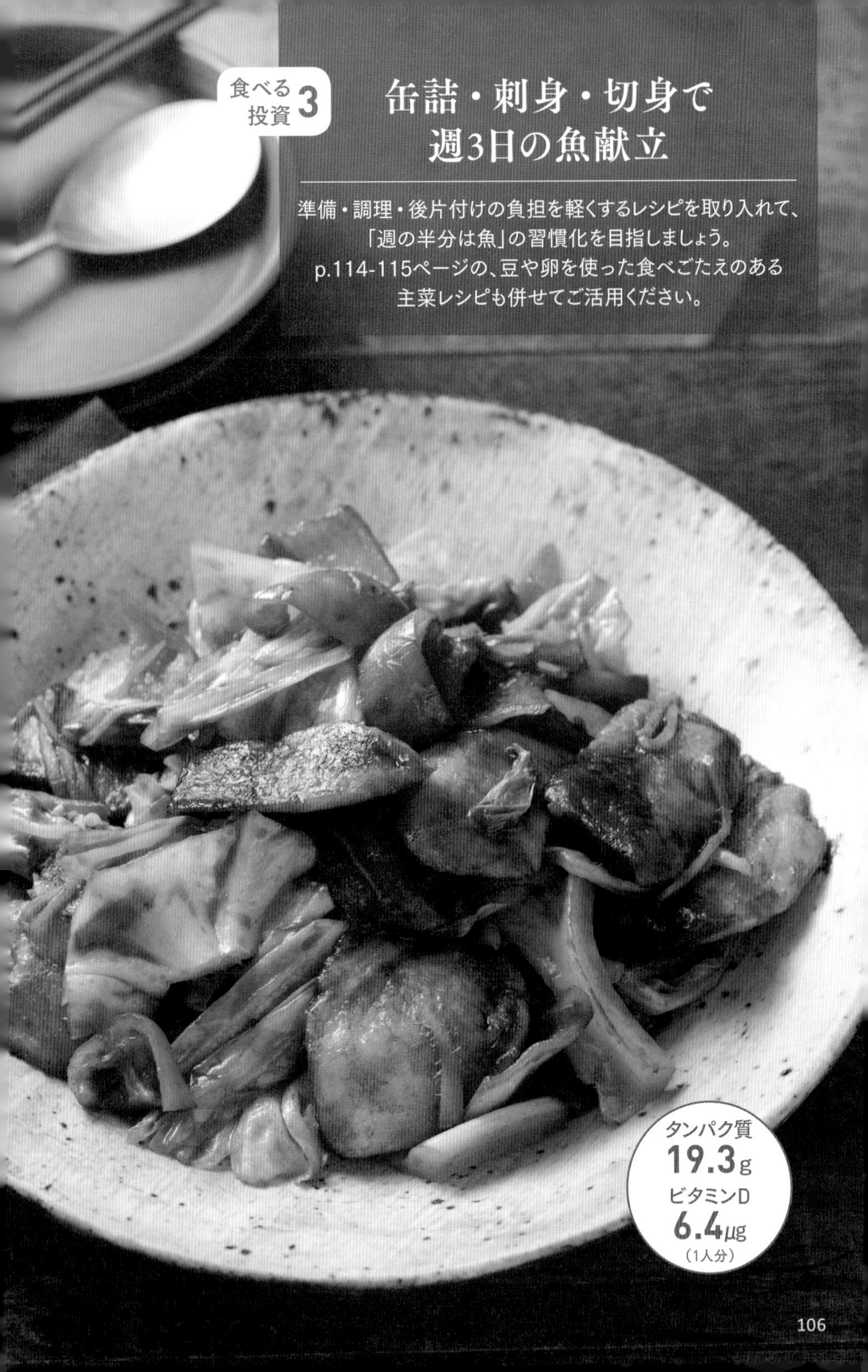

タンパク質
19.3g
ビタミンD
6.4μg
（1人分）

調理時間 15分

つくりおき

しっかり味の付いた、食べごたえのあるおかず。

ブリの回鍋肉風

》材料(2人分)

ブリ(または鮭) … 2切れ
塩 … 少々
片栗粉 … 適量
キャベツ … 2枚
ピーマン … 2個
しょうが(千切り) … 1かけ
豆板醤 … 少々
A | テンメンジャン … 小さじ1
　| 醤油・酒 … 各小さじ2
油 … 大さじ1

》作り方

1. ブリはひと口大のそぎ切りにする。キャベツはざく切り、ピーマンは乱切りにする。
2. フライパンに油を半量熱する。ブリに塩を振って水けをふき、片栗粉をまぶして焼き、皿に取り出す。
3. 残りの油としょうが、豆板醤を熱し、キャベツ、ピーマン、水大さじ2(分量外)を加えて炒める。野菜がしんなりとしたら2を戻し、Aをからめる。

[318kcal/1人分]

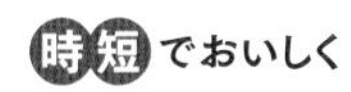

魚はそぎ切りで身崩れしにくく

ブリはそぎ切りにして片栗粉をまぶすことで、味が絡みやすくなります。また、加熱して一度取り出してから野菜を炒めることで、身が崩れにくくなります。

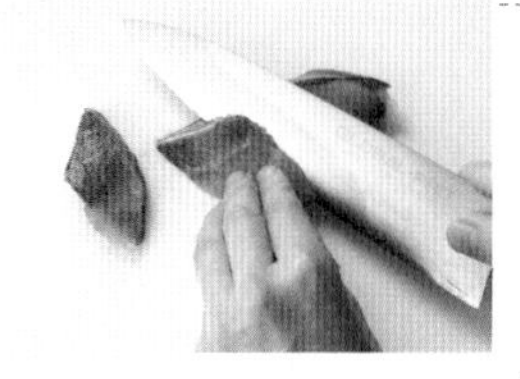

焼き魚をもっとおいしく、簡単に

魚焼きグリルを使うと後片付けに手間がかかりますが、魚はフライパンでもおいしく焼けます。

1. 魚は焼く20分ほど前に塩を振っておく(魚から水分が出て臭みもとれ、焼いたときに身が崩れるのを防げる)。
2. フライパンにオーブンシート(またはアルミホイル)を敷く。魚をのせて、中火で数分、両面をこんがり焼く。中まで火が通ったら完成。焼いている途中で脂が出たら、ペーパータオルなどでこまめに拭き取るとパリッと仕上がる。

タンパク質
24.8g
ビタミンD
32.0μg
(1人分)※
冷凍
OK
つくり
おき
調理時間
15分

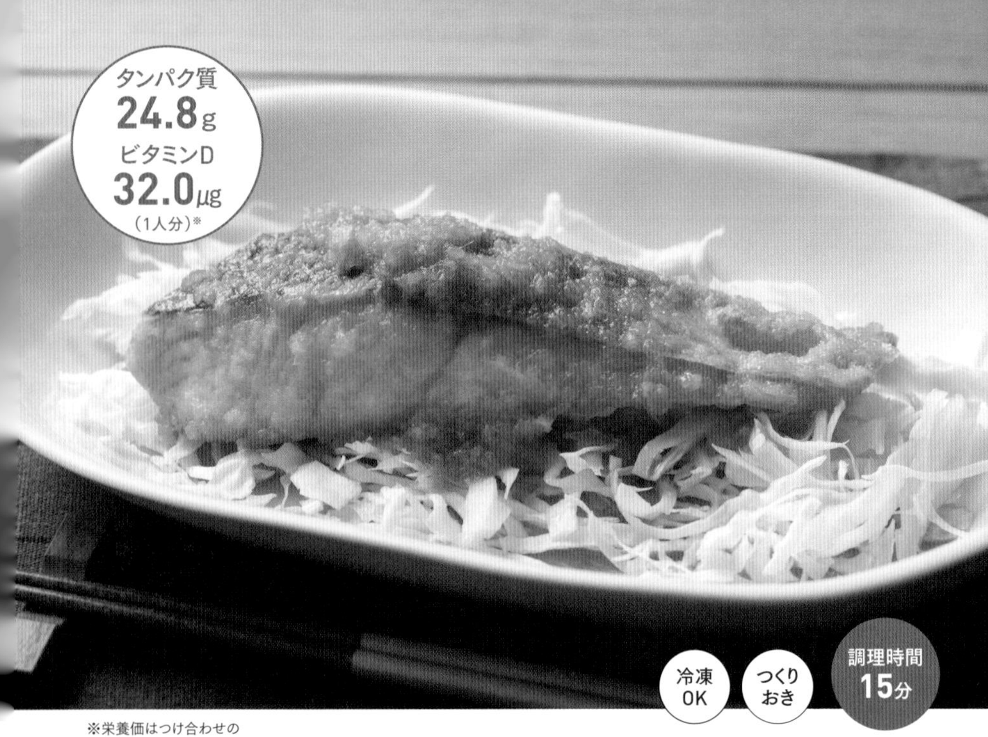

※栄養価はつけ合わせのキャベツを除く

つゆの染みた野菜もたっぷり食べられる。

鮭のつゆだくしょうが焼き

≫ 材料(2人分)

- 鮭 … 2切れ
- 塩 … 少々
- 小麦粉 … 適量
- A だし汁 … 1/4カップ
  醤油・みりん … 各大さじ1
- 玉ねぎ … 1/4個
- しょうが(すりおろす) … 1かけ
- 油 … 小さじ1
- キャベツ … 1枚

≫ 作り方

1. 玉ねぎはすりおろす。キャベツは千切りにする。
2. フライパンに油を熱する。鮭に塩を振って水けをふき、小麦粉をまぶして両面焼き、取り出す。
3. フライパンを軽くふき、A、玉ねぎ、しょうがを入れて熱し、煮立ったら2を戻してからめる。
4. 器にキャベツを盛り、その上に3を盛りつける。

[221kcal/1人分]

時短でおいしく

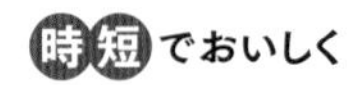

魚の旨味たっぷりのつゆにする

しょうがと玉ねぎをたっぷり入れた汁を煮たてたところに焼いた鮭を入れることで、味が絡みやすく、魚の旨味の染みたつゆができあがります。

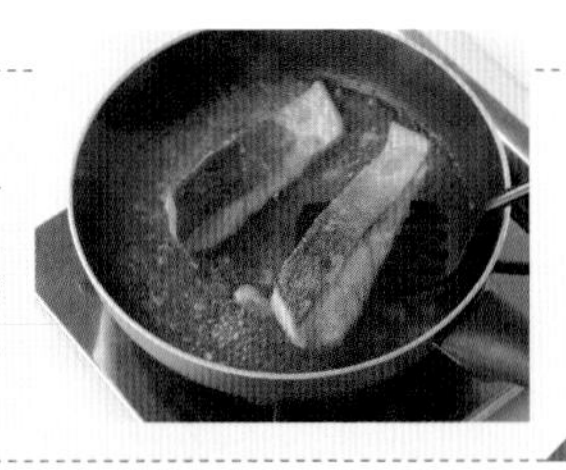

タンパク質
19.0g
ビタミンD
5.8μg
(1人分)
つくりおき
調理時間
10分

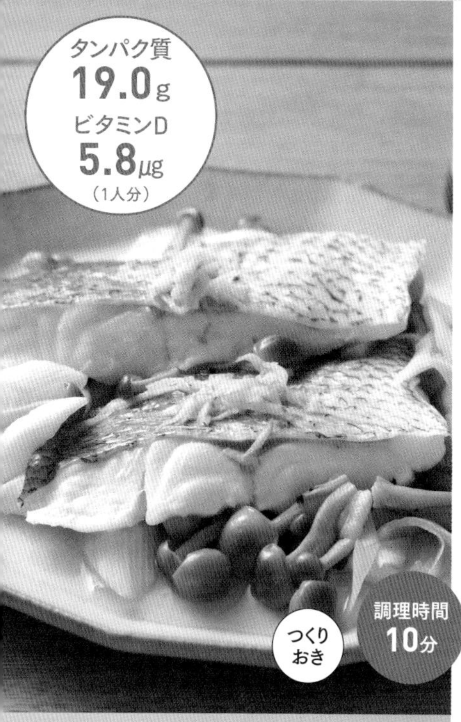

器ひとつで簡単に作れます。

白身魚のレンジ蒸し

》材料(2人分)

タイ … 2切れ
しめじ … 小1パック
長ねぎ … 1本
しょうが(千切り) … 1かけ
酒 … 大さじ1
ポン酢醤油 … 適量

》作り方

1. タイは皮に切れ目を入れて塩(分量外)を振る。しめじはほぐし、長ねぎは斜め切りにする。
2. 耐熱皿にしめじ、長ねぎを広げ、タイをのせ、しょうがをちらす。酒大さじ1を振ってふんわりとラップをかけ、電子レンジ(600W)で3分程度加熱し、そのまま蒸らす。
3. ポン酢醤油を添える。

[174kcal/1人分]

タンパク質
16.4g
ビタミンD
0.9μg
(1人分)
調理時間
5分

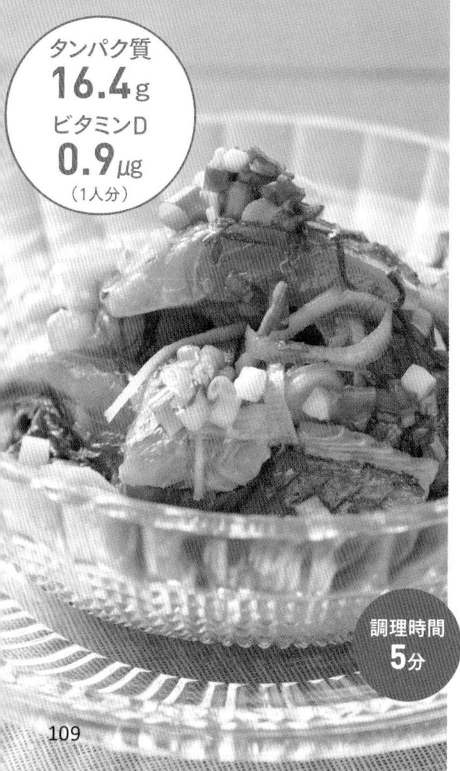

余った刺身でもおいしく作れます。

アジの和風マリネ

》材料(2人分)

アジ(刺身用) … 160g
青じそ(千切り) … 5枚
みょうが(小口切り) … 1個
小ねぎ(小口切り) …2本
しょうが(千切り) … 1/4かけ
オリーブ油 … 小さじ1
ポン酢醤油 … 大さじ1

》作り方

1. アジは切れ目を入れてひと口大に切る。
2. 青じそ、みょうが、小ねぎ、しょうがとオリーブ油、ポン酢醤油を合わせて、アジを加えて和える。

[126kcal/1人分]

タンパク質
20.8g
ビタミンD
7.2μg
（1人分）
つくりおき
調理時間
15分

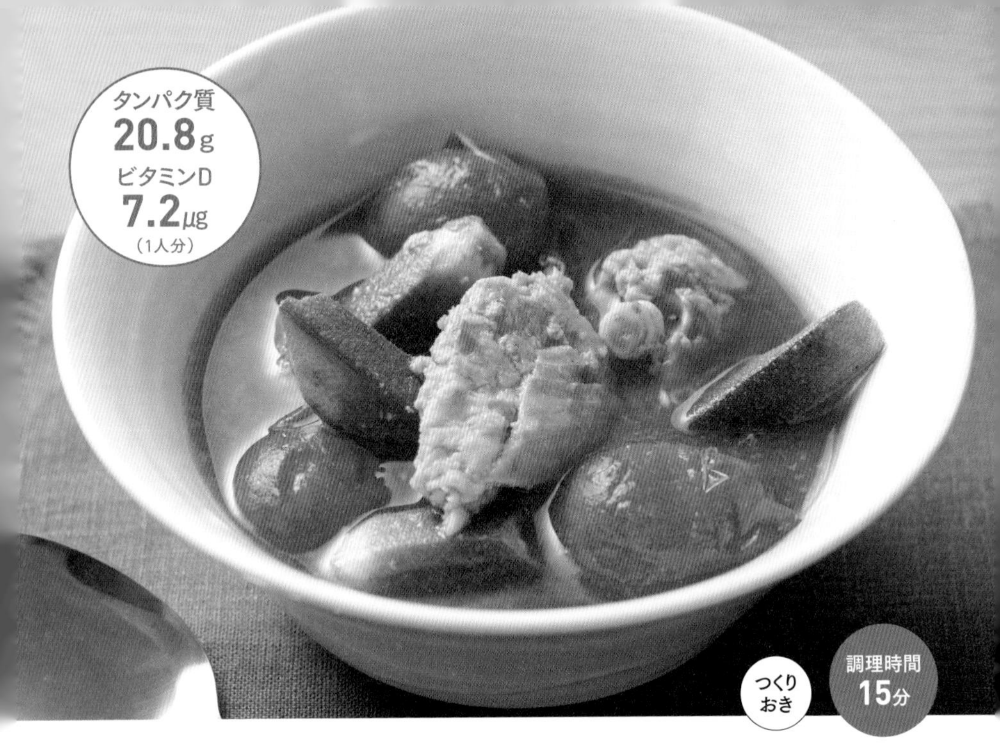

家にある野菜を自由に使ってもおいしく仕上がる。

鮭中骨缶のスープカレー

≫ 材料（2人分）

鮭中骨缶 … 1缶（180g）
オクラ … 6本
ミニトマト … 6個
にんにく（みじん切り） … 1/2かけ
油 … 小さじ1
水 … 1と1/2カップ
コンソメ（顆粒） … 小さじ1/2
カレールー … 20g
塩・こしょう … 各少々

≫ 作り方

1. オクラは斜め半分に切る。
2. フライパンににんにく、油を入れて熱し、香りが立ってきたらオクラ、ミニトマトを加えて炒める。鮭中骨缶を入れ、水、コンソメを加え、煮立ったら一度火を止める。カレールーを溶かして再び火をつけ、2～3分ほど煮込む。塩・こしょうで味を調える。

［ 224kcal/1人分 ］

手軽に栄養プラス

カルシウムも豊富な鮭の中骨缶

鮭の中骨缶はその名の通り、鮭を3枚おろしにした時、真ん中の骨付きの身の部分を缶詰にしたものです。骨の周りからでる旨味がたっぷり、ほろほろとした食感で、カルシウムの摂取源にもなります。

さけ中骨 水煮

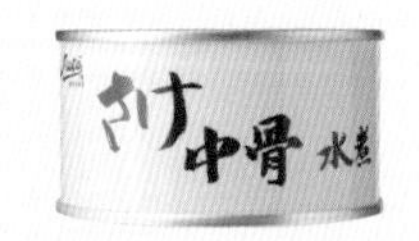

タンパク質 22.1g
ビタミンD 11.0μg
（1人分）

フライパンひとつ、5分で完成！

サバ缶とカット野菜の簡単炒め

≫ 材料（2人分）

サバ水煮缶 … 1缶（200g）
カット野菜（キャベツ、もやし、
ピーマンなどのミックス）… 150g
油 … 大さじ1/2
醤油 … 小さじ1

≫ 作り方

1. フライパンに油を熱し、サバ水煮缶とカット野菜を炒め合わせ、醤油で味を調える。

[237kcal/1人分]

調理時間 5分

缶詰は味付きを選ぶ

一品でタンパク質と野菜数種が補える簡単料理。サバ缶は味噌や醤油など味付きのものを選べば、味付けにも失敗しません。

タンパク質 22.7g
ビタミンD 11.0μg
（1人分）

味付けは食材におまかせで失敗知らず。

サバ缶とキムチの味噌煮

≫ 材料（2人分）

サバ水煮缶 … 1缶（200g）
キムチ … 40g
長ねぎ … 1本
だし汁 … 1/2カップ
味噌 … 小さじ1
しょうが（千切り）… 1/4かけ

≫ 作り方

1. キムチはざく切り、長ねぎは斜め切りにする。
2. 鍋にだし汁、長ねぎを入れて火にかける。長ねぎがしんなりとしたらサバ缶、キムチを加える。味噌で味を調え、しょうがを散らす。

[224kcal/1人分]

つくりおき
調理時間 10分

タンパク質
19.9g
(1人分)
冷凍
OK
つくり
おき
調理時間
15分

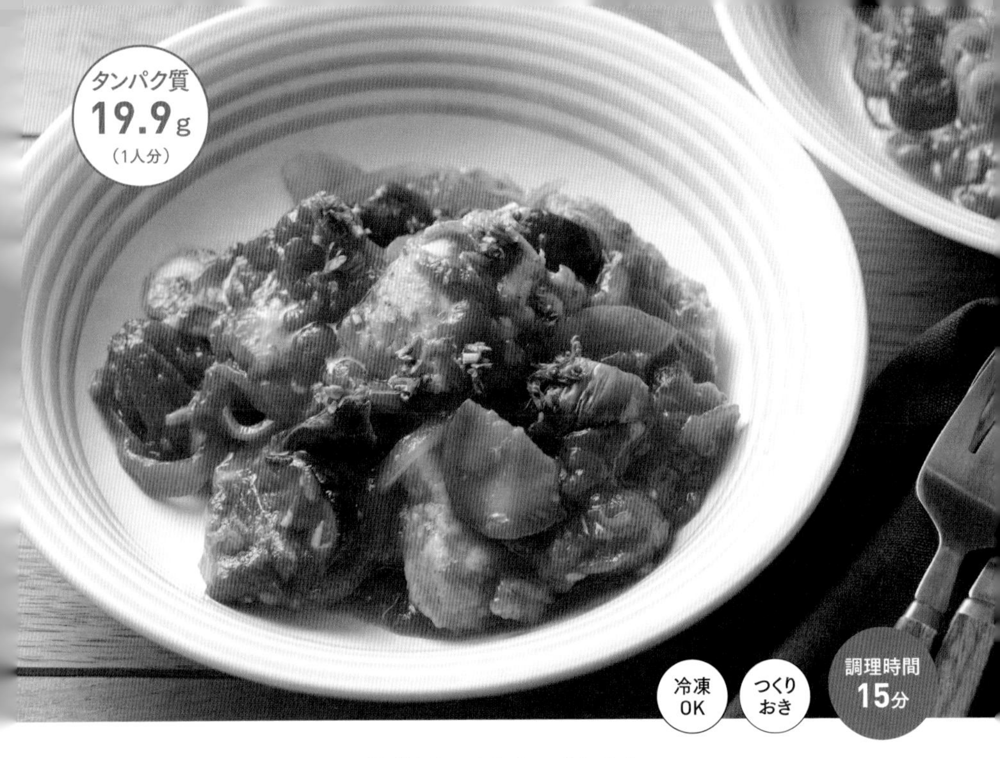

野菜もたっぷり食べられます。

鶏むね肉のトマト煮

≫ 材料(2人分)

鶏むね肉…160g
塩・こしょう … 各少々
小麦粉 … 適量
玉ねぎ … 1/2個
なす … 1本
トマト缶(つぶす) … 1/2缶
にんにく(みじん切り) … 1かけ
オリーブ油 … 大さじ1
ケチャップ … 大さじ1
水 … 1/4カップ
塩・こしょう … 各少々
パセリ(みじん切り) … 少々

≫ 作り方

1. 鶏むね肉はそぎ切りにする。玉ねぎは薄切りに、なすは乱切りにする。
2. フライパンにオリーブ油を半量熱する。鶏肉に塩・こしょうを振って小麦粉をまぶし、両面焼いて取り出す。
3. フライパンに残りの油とにんにくを熱し、香りが立ってきたら、玉ねぎ、なすを入れて炒める。しんなりとしたらトマト缶を入れ、ケチャップ、水を加えて5分ほど煮込む。
4. 塩・こしょうで味を調え、器に盛りつけ、パセリを振る。

[264kcal/1人分]

時短でおいしく

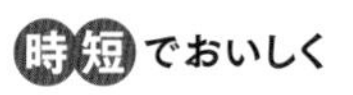

鶏肉をしっとりした食感に仕上げる

鶏むね肉は小麦粉をまぶしてから焼くことで、水分を閉じ込めてしっとりとした食感に仕上がります。

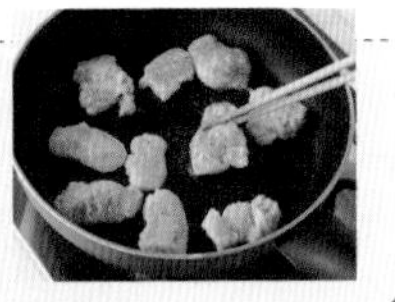

タンパク質
22.5g
(1人分)
冷凍
OK
つくり
おき
調理時間
15分

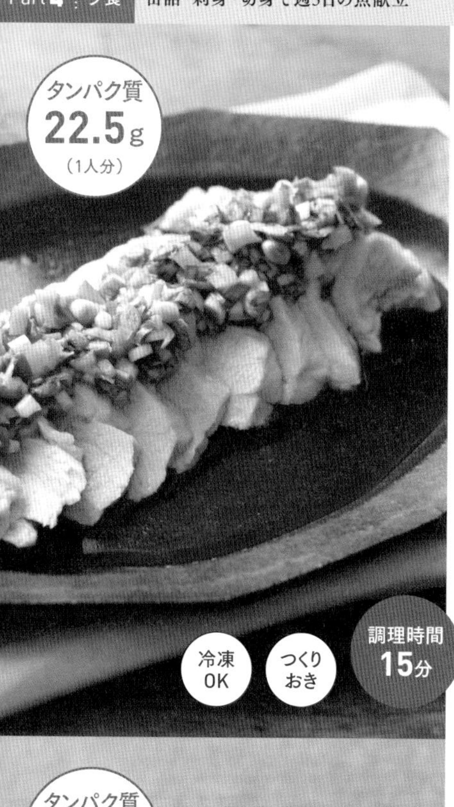

帰宅が夜遅い日にどうぞ。

鶏むね肉のしっとりレンジ蒸し

≫ 材料(2人分)

鶏むね肉 … 200g
塩 … 少々
酒 … 大さじ1
長ねぎの青い部分 … 少々
しょうが(薄切り) … 2〜3枚
長ねぎ … 1/4本
にら … 4本
醤油 … 大さじ1
ごま油 … 小さじ1

≫ 作り方

1. 耐熱皿に鶏むね肉をのせ、塩・酒を振って、長ねぎの青い部分、しょうがの薄切りをのせて、ラップをかける。電子レンジ(600W)で3分程度加熱し、そのまま5分ほど蒸らす。
2. 長ねぎとにらはみじん切りにして、醤油、ごま油、1の蒸し汁大さじ1を合わせてたれを作る。
3. 1の鶏肉を食べやすく切り、2を添える。

※つくりおき、冷凍はたれを除いて行う

[180kcal/1人分]

タンパク質
24.5g
(1人分)
調理時間
30分

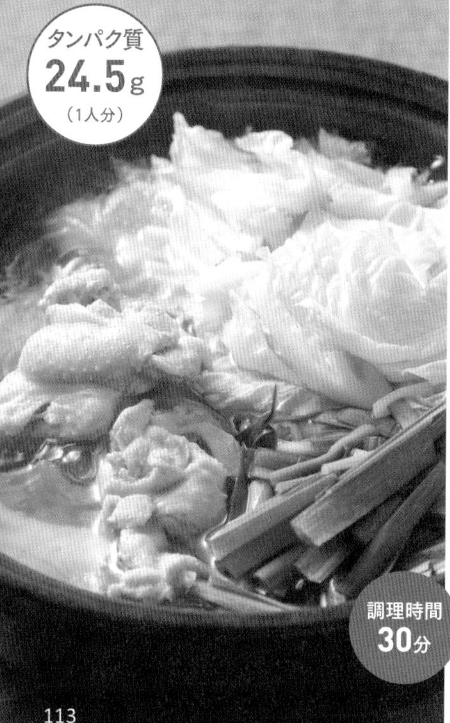

まとめて作って翌日の朝食にもできます。

白菜とにらの鶏手羽鍋

≫ 材料(作りやすい分量)

鶏手羽元 … 6本
白菜 … 1/4カット
にら … 1束
水 … 5カップ
塩 … 小さじ1弱
しょうがの薄切り … 3〜4枚

≫ 作り方

1. 鶏手羽元は切れ目を入れる。白菜とにらはざく切りにする。
2. 鍋に1を入れ、水、塩、しょうがを加え、強火にかける。煮立ったらアクを除き、弱火でふたをして20分ほど煮る。
3. 白菜とにらを加え、火が通ったら完成。

※夕食で半量〜2/3量食べたら、翌日の朝食はご飯を加えて雑炊にどうぞ。

[303kcal/1人分]

タンパク質
11.8g
(1人分)
つくりおき
調理時間
15分

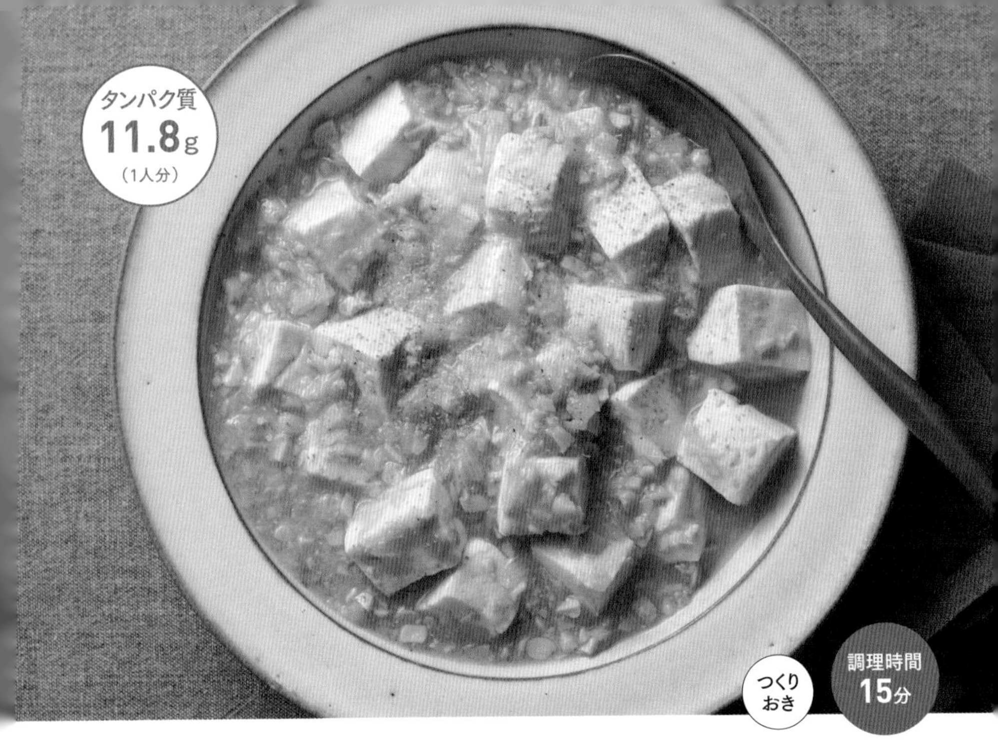

刻んだ大豆をひき肉に見立てました。食感も楽しめます。

大豆の麻婆豆腐

》材料(2人分)

蒸し大豆 … 60g
豆腐(木綿) … 1/2丁
長ねぎ … 1/2本
しょうが(みじん切り) … 1かけ
油 … 大さじ1
豆板醤 … 小さじ1/4
水 … 1カップ
鶏がらスープの素 … 小さじ1
味噌 … 小さじ2
醤油 … 小さじ1
片栗粉 … 小さじ1

》作り方

1. 蒸し大豆は刻む。豆腐は角切りにする。長ねぎはみじん切りにする。片栗粉は同量の水(分量外)で溶く。
2. フライパンに油と長ねぎ、しょうがを熱し、香りが立ってきたら大豆を加える。油が回ったら豆板醤をなじませ、水、鶏がらスープの素を加える。煮立ったら、味噌、醤油を加え、水溶き片栗粉でとろみをつける。

[210kcal/1人分]

手軽に栄養プラス

食物繊維やオリゴ糖の摂取にも

「畑の肉」ともいわれる大豆は、良質のタンパク質を含みます。その他、食物繊維や大豆オリゴ糖(腸の中で善玉菌のエサになる)も豊富に含みます。

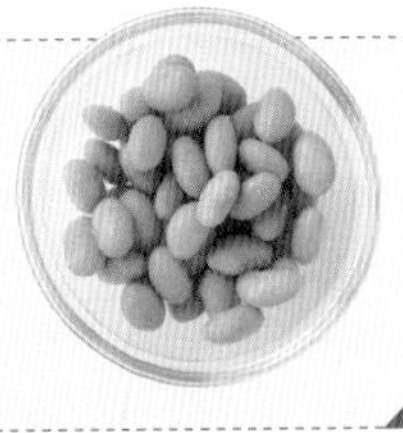

タンパク質
16.9g
(1人分)
調理時間
15分
タンパク質
14.1g
(1人分)
調理時間
10分

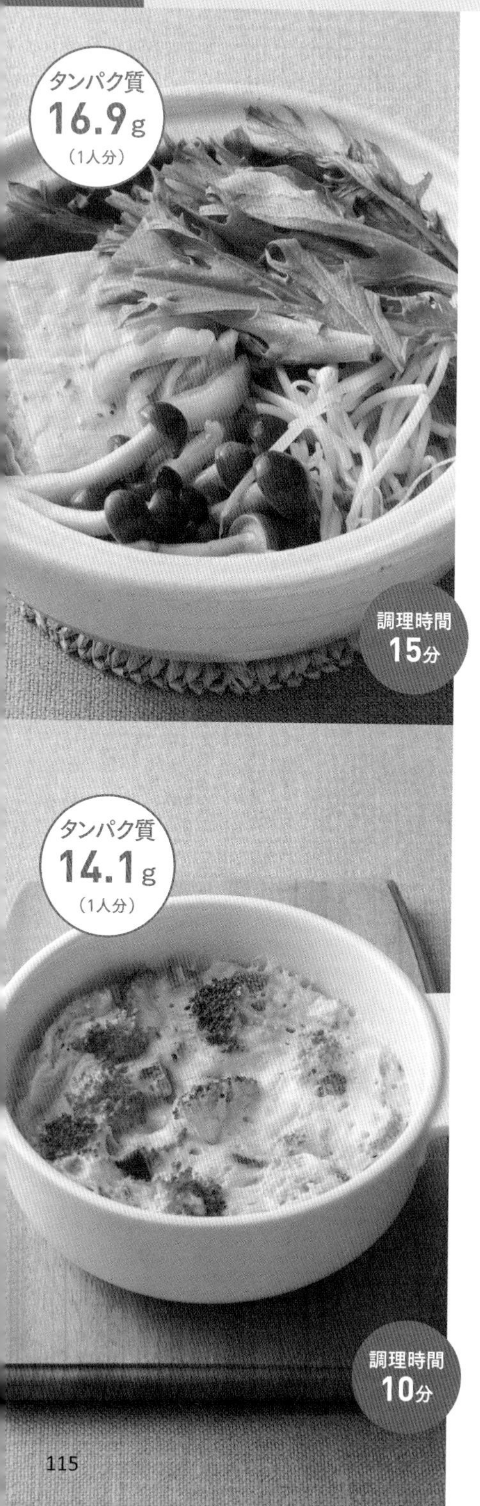

一品でタンパク質源も野菜も摂れる。

豆腐チゲ

》材料(2人分)

豆腐(木綿)… 1丁(300g)
水菜 … 2株
しめじ … 1パック
豆もやし … 1袋
キムチ … 100g
だし汁 … 2カップ
醤油 … 小さじ2〜適量

》作り方

1. 豆腐は奴切りにする。水菜はざく切りにする。しめじはほぐす。キムチはざく切りにする。
2. 鍋にだし汁と醤油を入れて火にかける。煮立ったら豆腐、しめじ、豆もやし、キムチを加えて煮る。水菜を加え、しんなりとしたら器に盛りつける。

[187kcal/1人分]

容器ひとつで完成する手軽さ。

レンジキッシュ

》材料(2人分)

卵 … 3個
ブロッコリー … 1/6個
赤パプリカ … 1/4個
ピザ用チーズ … 30g
塩・こしょう … 各少々

》作り方

1. ブロッコリーは小房に分ける。赤パプリカは1cm角に切る。卵は割りほぐす。
2. 全ての材料を合わせてよく混ぜる。
3. 2を耐熱容器に入れてふんわりラップをかけ、電子レンジ(600W)で3分加熱し、2〜3分蒸らす。

[179kcal/1人分]

食べる投資 4

1品4色の野菜おかずは栄養を逃さず調理

まとめて作って冷凍保存したり、
つくりおきに向く野菜おかずを集めました。
p.120-121では、「色が少し足りない！」という時に、
家にある野菜を2-3色使ってさっと作れるレシピです。

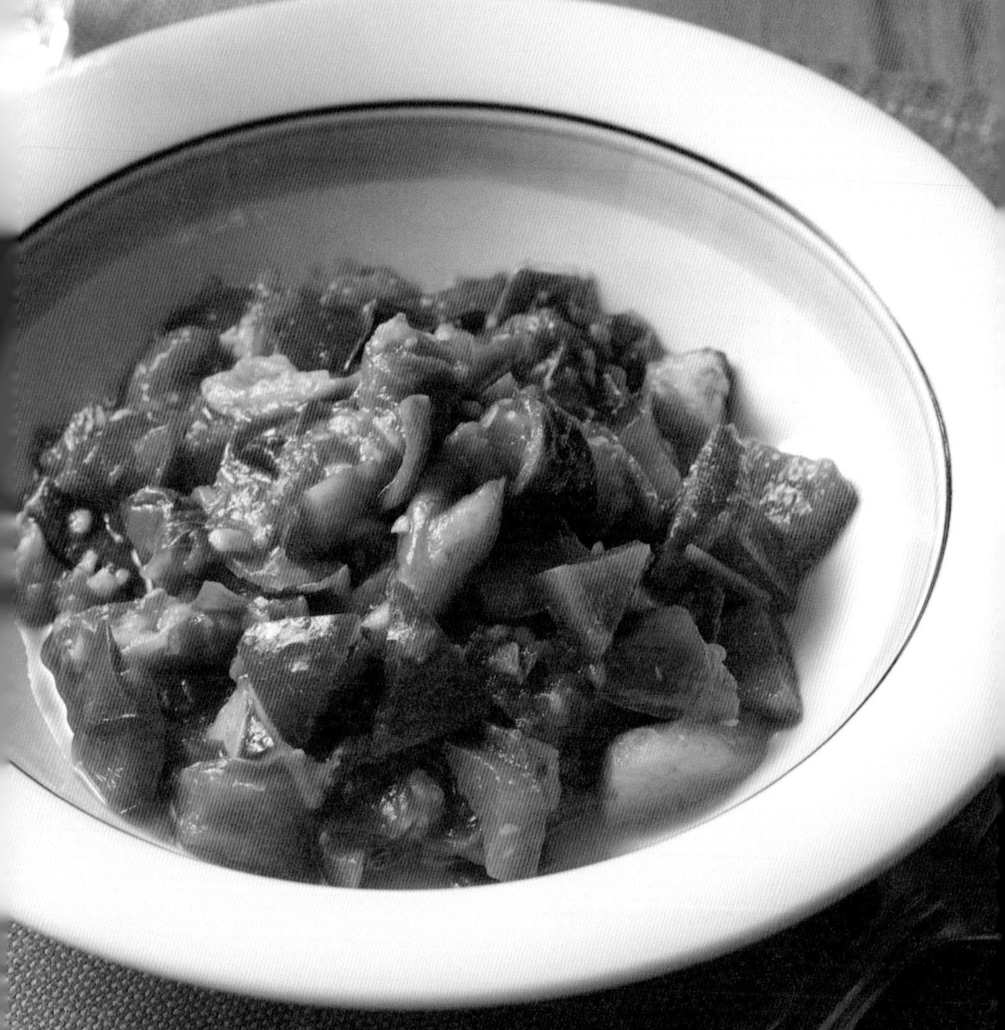

調理時間 10分

つくりおき

冷凍OK

栄養も旨味も染み込んだソースごといただきます。

ラタトイユ

≫ 材料(2人分)

ピーマン … 1個
赤パプリカ … 1/4個
なす … 1本
トマト … 1個
にんにく(みじん切り) … 1かけ
オリーブ油 … 小さじ2
塩 … 小さじ1/3強
ドライハーブ
(バジル、タイムなどあれば)
… 各少々

≫ 作り方

1. ピーマン、赤パプリカ、なすは乱切り、トマトはざく切りにする。
2. 鍋ににんにくとオリーブ油を熱し、香りが立ってきたら、ピーマン、赤パプリカ、なすを炒め、塩の半量を加える。しんなりとしたらトマトとドライハーブを加え、汁気が少なくなるまで煮込み、残りの塩で味を調える。

[75kcal/1人分]

手軽に栄養プラス

ピーマンとパプリカの違い

赤いパプリカはカロテノイド系の色素成分であるカプサンチン、ピーマンはクロロフィルを多く含みます。いずれも抗酸化作用、コレステロール値上昇抑制などが期待できます。

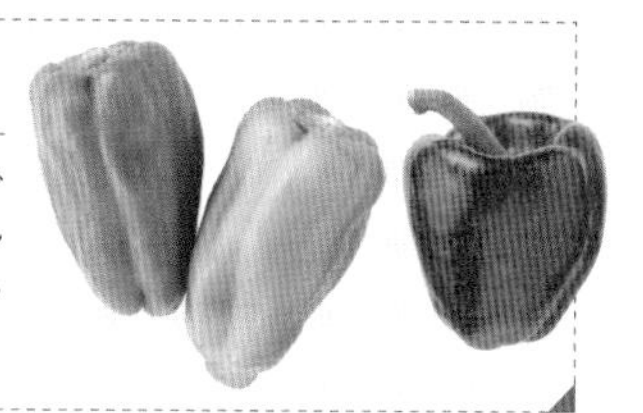

効率よく栄養素を取り入れる調理法

ビタミンやミネラルは、調理法によって損失量や吸収量が異なります。特徴に合わせた調理法を選ぶことで、効率的な栄養摂取につながります。

≫ ゆでる or 蒸す?

ビタミンCやビタミンB群、カリウムといった栄養素は水に溶けだす性質があるので、グツグツとゆでてしまうと栄養素が水に流出してしまいます。煮汁ごと食べる料理にするか、皮つきのまま蒸すこと。そうすれば水溶性の栄養素の流出を防げます。

≫ 生 or 炒める?

ベータカロテンは油と相性が良い栄養素。にんじんに豊富ですが、生で食べると吸収率は10%程度。油と一緒に摂ると吸収率が60%程度まで上昇します。

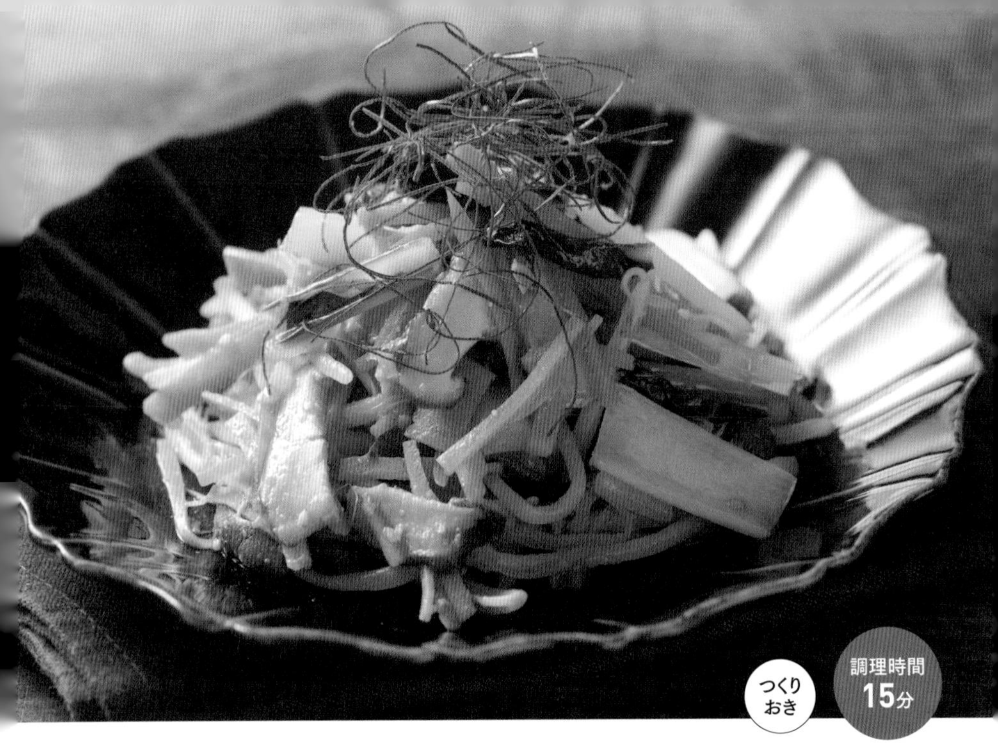

ナムルだれの分量を覚えておけば、野菜は家にあるものでアレンジ自在。

ミックスナムル

》材料(2人分)

小松菜 … 1/4束
もやし … 1/4パック
にんじん … 1/4本
しいたけ … 2枚
A | 白すりごま … 大さじ1/2
  | 塩 … 少々
  | 醤油 … 小さじ2
  | にんにく(すりおろし) … 少々
ごま油 … 大さじ1/2
糸唐辛子(お好みで) …適量

》作り方

1. 小松菜はゆでてざく切りにする。もやしはひげ根を取る。にんじんは太めの千切りに、しいたけは薄切りにする。
2. Aは合わせておく。
3. フライパンにごま油を熱し、もやし、にんじん、しいたけを炒め、しんなりしたら小松菜を加えて炒める。2に加えて和える。器に盛り、糸唐辛子をあしらう。

[58kcal/1人分]

手軽に栄養プラス

油で炒めて栄養吸収率アップ

にんじんに含まれるベータカロテンやビタミンDといった脂溶性ビタミンは油と一緒に摂ることで吸収率が高まります。油を使って調理したり、脂質を含む動物性食品と一緒に摂るのが良い方法です。

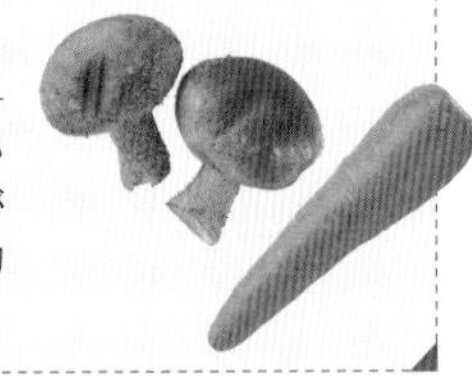

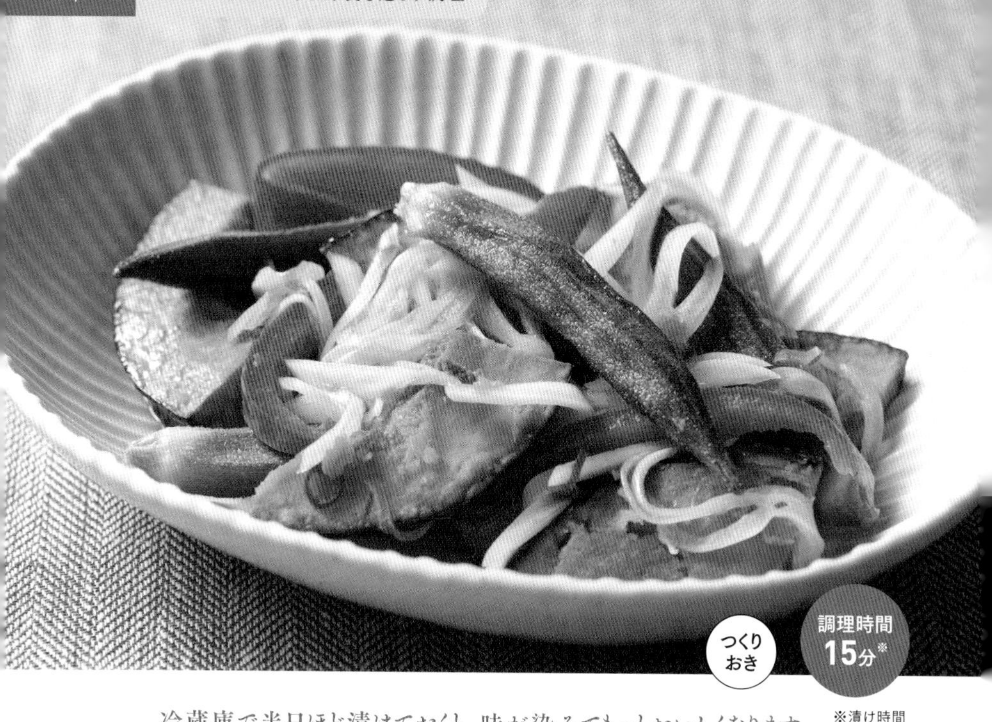

冷蔵庫で半日ほど漬けておくと、味が染みてもっとおいしくなります。

※漬け時間は除く

揚げ野菜の南蛮漬け

材料（2人分）

かぼちゃ … 1/8個
オクラ … 6本
赤パプリカ … 1/4個
玉ねぎ … 1/4個
唐辛子（輪切り）… 1本
ポン酢醤油 … 大さじ2
だし汁 … 大さじ2
揚げ油 … 適量

作り方

1. かぼちゃはいちょう切り、赤パプリカは1㎝幅に、玉ねぎは薄切りにする。オクラは揚げた時に破裂しないよう、爪楊枝で穴をあける。
2. 玉ねぎ、唐辛子、ポン酢醤油、だし汁を合わせておく。
3. かぼちゃ、赤パプリカ、オクラを160-170℃の油で揚げて、2に漬ける。

［ 184kcal/1人分 ］

時短でおいしく

南蛮漬けの基本とアレンジ

ポン酢醤油・だし汁は同量を合わせると、ほどよいさっぱり感とまろやかさに仕上がります。野菜と一緒に鮭を揚げて入れれば主菜にもなります。

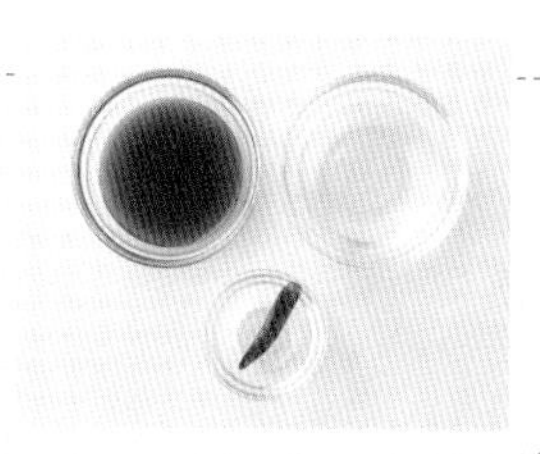

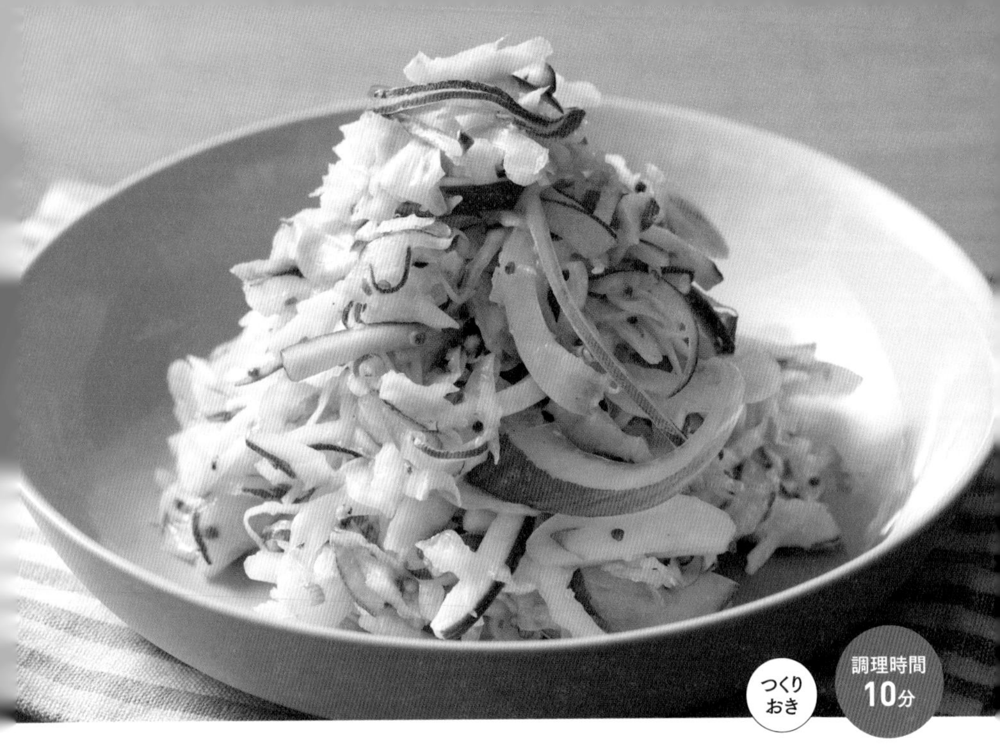

つくりおき

調理時間 10分

さわやかな酸味に粒マスタードがアクセント。

コールスローサラダ

≫ 材料（2人分）

キャベツ … 1/8個
紫玉ねぎ … 1/4個
ズッキーニ … 1/4個
塩 … 適量
A | フレンチドレッシング … 大さじ1
 | 粒マスタード … 小さじ1
 | 粗びきこしょう … 少々

≫ 作り方

1. キャベツ、紫玉ねぎは千切り、ズッキーニは縦に千切りにする。
2. 1を合わせて塩を振り、水けが出てきたら絞る。
3. Aを合わせて2を和える。

［ 63kcal/1人分 ］

時短でおいしく

コールスローの基本とアレンジ

フレンチドレッシングと粒マスタードの割合は3：1。野菜は、にんじんやコーン、パプリカ、きゅうり、貝割れ菜などを合わせてもおいしくできます。キャベツはカット野菜を使っても手軽。

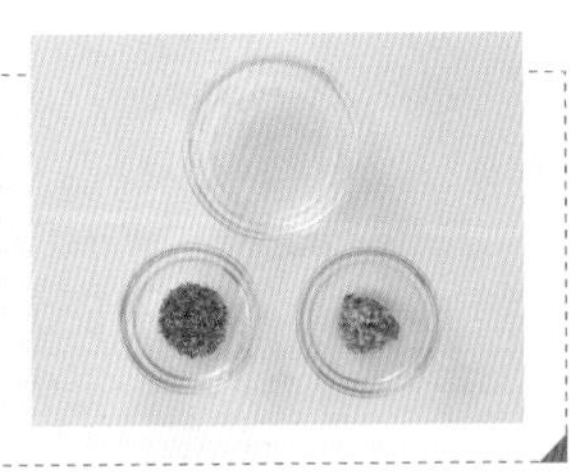

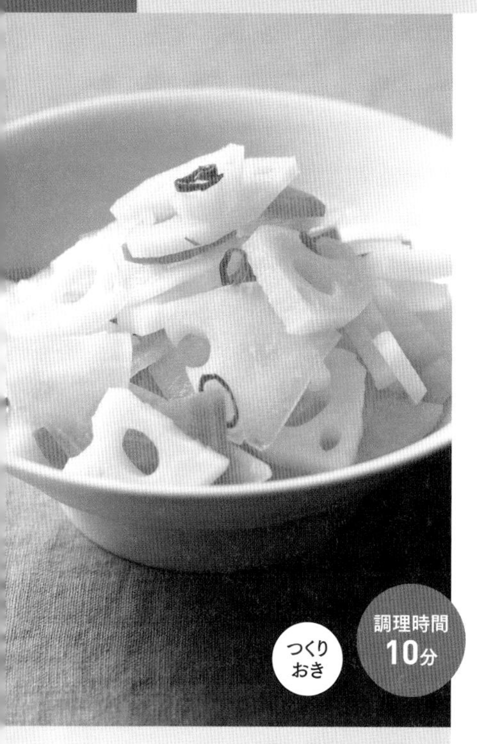

さっぱりした酸味で箸休めにぴったり。

根菜のなます

≫ 材料（2人分）

大根 … 2㎝
にんじん … 3㎝
れんこん … 4㎝
A すし酢…大さじ1
　唐辛子（小口切り）… 少々

≫ 作り方

1. 大根、にんじん、れんこんは薄いいちょう切りにする。
2. 野菜を水からゆで、沸騰したら3-4分加熱してざるに上げる。
3. Aを合わせて2を和える。

［ 45kcal/1人分 ］

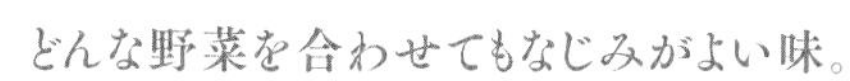
どんな野菜を合わせてもなじみがよい味。

ブロッコリーとミニトマトのおかか和え

≫ 材料（2人分）

ブロッコリー … 80g
ミニトマト … 6個
A かつお節 … 小1袋（3g）
　醤油 … 小さじ1
　だし汁 … 大さじ1

≫ 作り方

1. ブロッコリーは小房に分けてゆでる。ミニトマトは半分に切る。
2. Aを合わせて1を和える。

［ 30kcal/1人分 ］

調理時間
5分

カリフラワー、さやいんげん、アスパラガス、スナップえんどうなどでもおいしくできます。

食べる投資 5

ココナッツオイルを使いこなす

独特の匂いのココナッツオイルは、好みが分かれます。
風味を楽しむレシピと、
匂いを和らげて食べやすくするレシピをご紹介します。

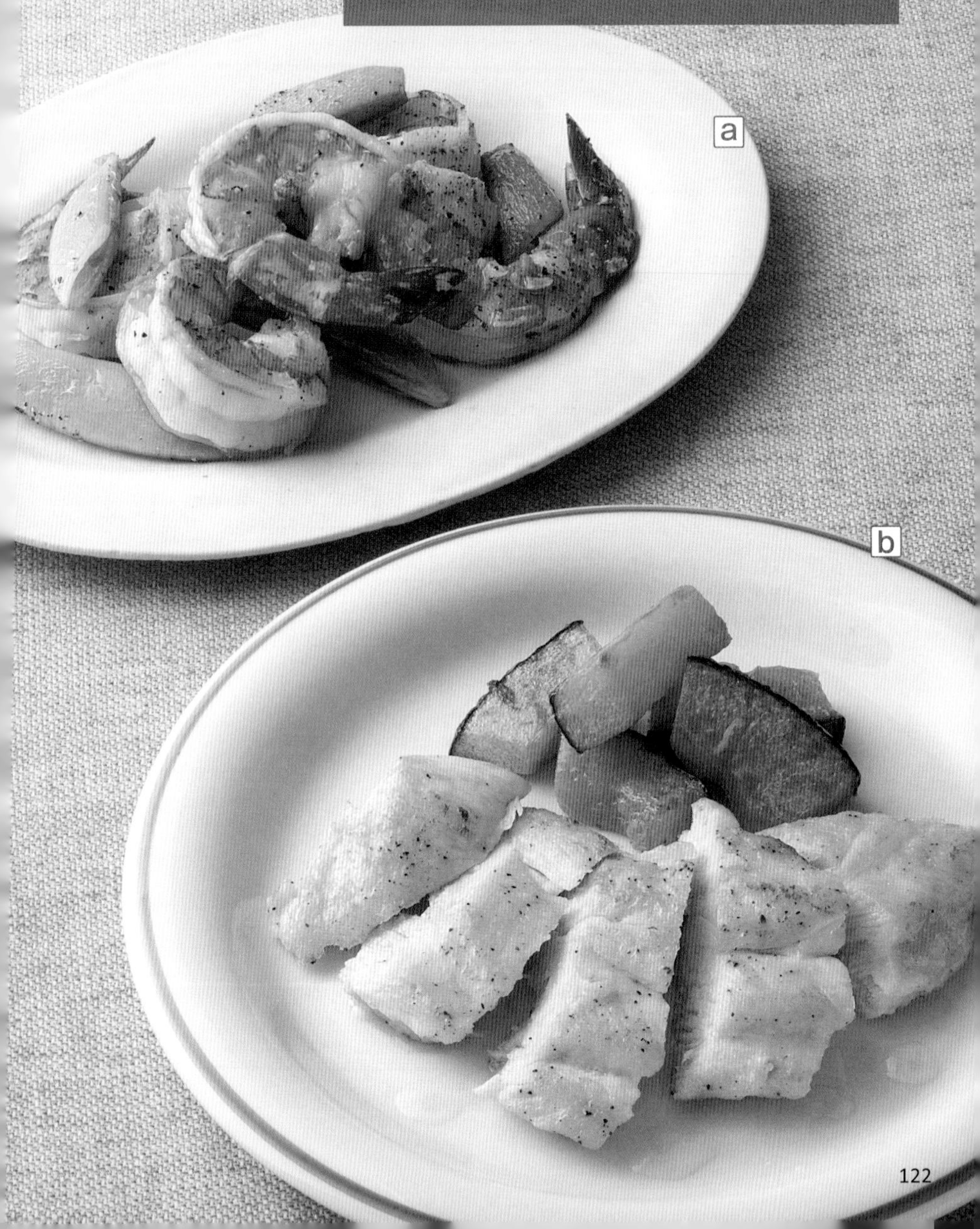

ココナッツオイルを使いこなすコツ①

カレーやにんにくなど、香りの強いものと合わせると食べやすい。

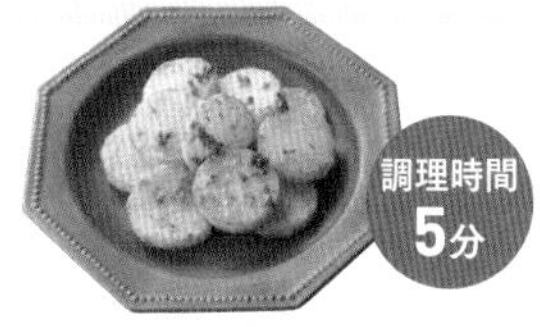

＼こんなレシピもどうぞ／

長いものカレーソテー

≫ 材料（2人分）

フライパンにココナッツオイル小さじ2、カレー粉小さじ1/2、塩少々を熱し、7㎜の輪切りにした長いも150ｇ（8㎝程度）をソテーする。仕上げにパセリのみじん切り少々を振る。甘くスパイシーに香るエスニック風ソテー。

[88kcal/1人分]

にんにくの香りが食欲をそそる。

a エビのガーリック炒め

調理時間 10分

≫ 材料（2人分）

エビ … 10尾
スナップエンドウ … 6本
にんにく（みじん切り）… 1かけ
ココナッツオイル … 大さじ1
塩・粗びきこしょう … 各少々

≫ 作り方

1. エビは背わたを取る。スナップエンドウは斜めに切る。
2. フライパンにココナッツオイルとにんにくを熱し、香りが立ってきたら1を炒める。塩・粗びきこしょうで味を調える。

[185kcal/1人分]

ココナッツオイルを使いこなすコツ②

くせがない、甘みのある食材と好相性。

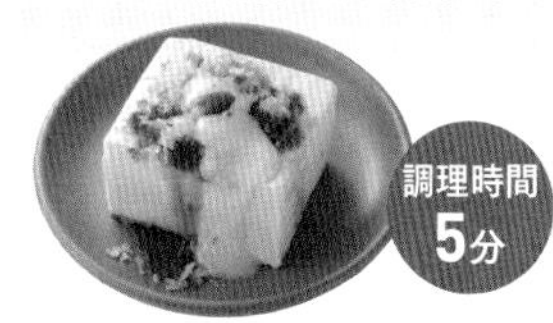

＼こんなレシピもどうぞ／

ココナッツオイルがけ冷やっこ

≫ 材料（1人分）

絹ごし豆腐（大1/2丁）にかつお節少々、ココナッツオイル小さじ1をのせ、醤油を適量かける。豆腐の甘さとコクのある醤油が好相性。

[166kcal/1人分]

ココナッツオイルが野菜の甘さを引き立てる。

b 鶏ささみのソテー

調理時間 10分

≫ 材料（2人分）

鶏ささみ … 2本
かぼちゃ … 50g
塩・こしょう … 各少々
小麦粉 … 適量
ココナッツオイル … 大さじ1

≫ 作り方

1. 鶏ささみは筋を除き観音開きにし、塩・こしょうを振って小麦粉をまぶす。かぼちゃはいちょう切りにする。
2. フライパンにココナッツオイルを熱して両面ソテーし、空いているところでかぼちゃを焼く。

[153kcal/1人分]

食べる投資 6

疲れた日に時短でできる 鉄＋ビタミンB群おかず

鉄はビタミンCやタンパク質と一緒に摂ると吸収率がアップ。
8種類あるビタミンB群は、すべてを網羅する食材は
ありませんが、豊富に含む食材をご紹介します。

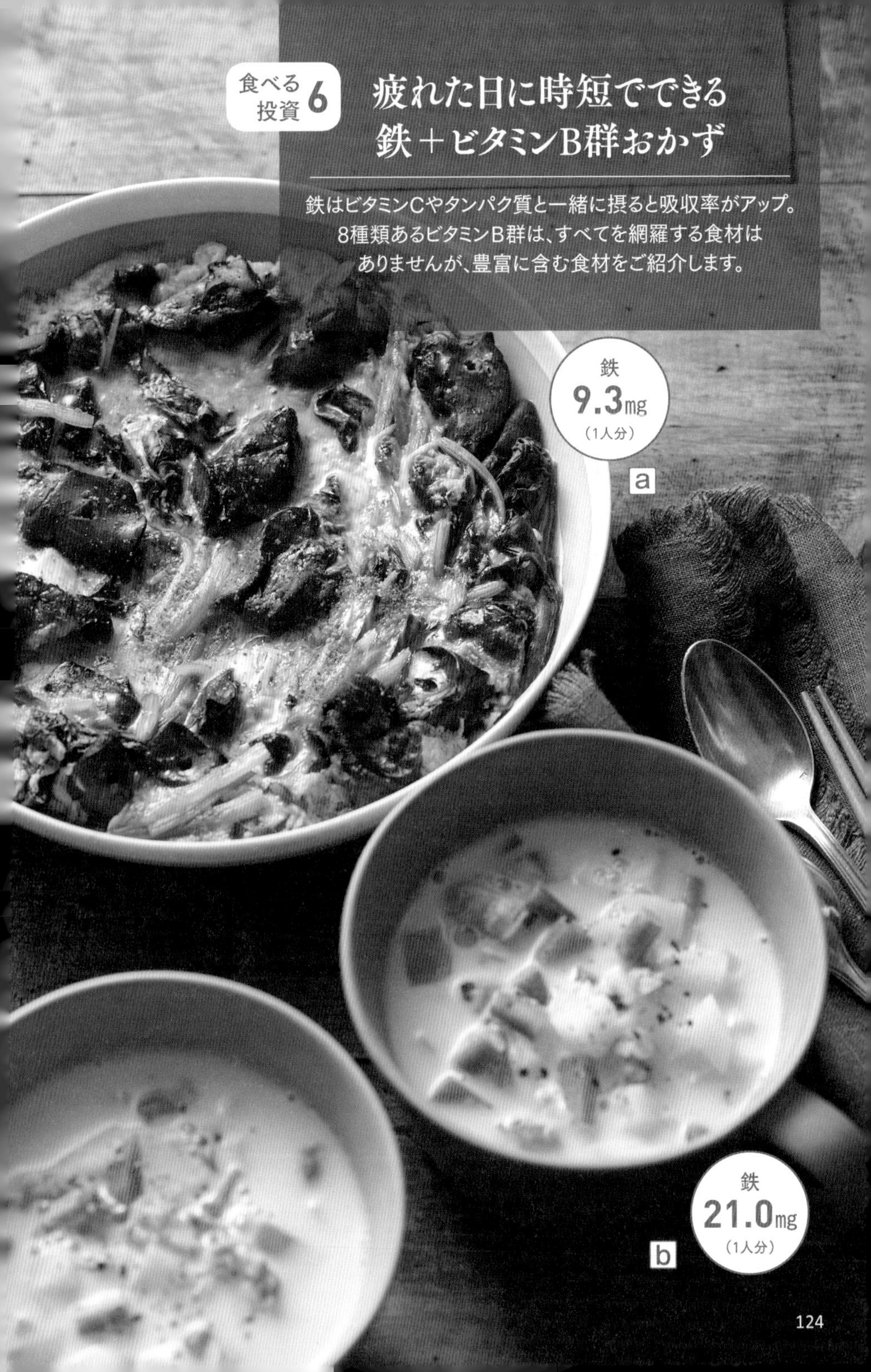

鉄
9.3mg
（1人分）

a

鉄
21.0mg
（1人分）

b

鉄が豊富なトリオで一品。

a 鶏レバーとほうれん草の卵とじ

調理時間 15分

つくりおき

材料（2人分）

焼き鳥レバー（市販）… 4串
ほうれん草 … 1/2束
卵 … 2個
だし汁 … 1/2カップ
醤油 … 小さじ1
七味唐辛子 … 少々

作り方

1. 焼き鳥レバーは串から外す。ほうれん草はゆでてざく切りにする。卵は割りほぐす。
2. 鍋にだし汁、醤油を入れて熱し、焼き鳥、ほうれん草を加え、煮立ったら卵でとじる。
3. 器に盛りつけ、七味唐辛子を振る。

［ 197kcal/1人分 ］

時短でおいしく

レバーは焼き鳥の串を活用

下ごしらえに手間のかかるレバーはスーパーの惣菜コーナーなどで販売されている焼き鳥の串を活用すると手軽。レバーは鉄だけでなく、ビタミンB_2、B_6、葉酸も豊富です。

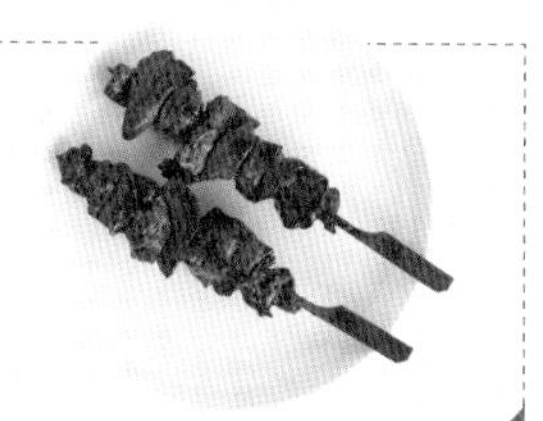

鉄が豊富なアサリと豆乳で一品。

b アサリ缶の豆乳チャウダー

調理時間 15分

材料（2人分）

アサリ缶（水煮缶）
　… 1缶（130g）
じゃがいも … 1個
にんじん … 1/4本
さやいんげん … 5本
水 … 1/2カップ
無調整豆乳 … 1カップ
塩・粗びきこしょう … 各少々

作り方

1. アサリ缶は身と汁に分ける（汁はあとで使う）。じゃがいもとにんじんは色紙切り、さやいんげんは1cm幅に切る。
2. 鍋にアサリ缶の汁、水、じゃがいも、にんじんを入れて煮立て、やわらかくなるまで煮る。
3. さやいんげん、アサリ缶の身を加え、豆乳を加えて温める。塩・粗びきこしょうで味を調える。

［ 184kcal/1人分 ］

手軽に栄養プラス

アサリ缶詰は汁も使う

汁ごと使うとおいしさと栄養を逃さず摂取できます。アサリは鉄だけでなくビタミンB_{12}も豊富です。特にビタミンB_{12}は貝類の中でも突出しています。

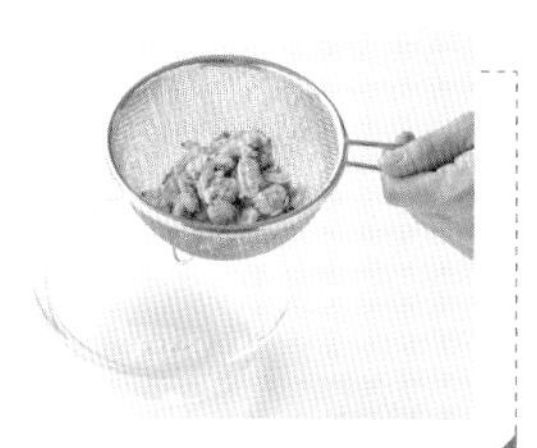

さっと煮て身のふっくら感を味わう。

イワシのしょうが煮

» 材料（2人分）

イワシ … 大2尾または小4尾（300g）
だし汁 … 3/4カップ
醤油・みりん … 各小さじ2
しょうが（薄切り）… 3～4枚

» 作り方

1. イワシは頭を落として内臓を取り、よく洗って水けを拭く（イワシの下処理は購入するスーパーで済ませてもらうと手軽）。
2. 鍋に全ての材料を入れ、落しぶたをして中火にかける。煮立ったら弱火にして10分ほど煮る。

［ 115kcal/1人分 ］

たっぷりのごまで風味アップ、鉄の摂取にも。

ブリのごまつけ焼き

» 材料（2人分）

ブリ … 2切れ
わさび … 小さじ1
ごま（黒・白）… 各小さじ1
油 … 大さじ1
ポン酢醤油 … 大さじ1
青じそ（お好みで）… 6枚

» 作り方

1. ブリの片面にわさびを塗り、ごまをつける。
2. フライパンに油を熱し、1を両面焼く。ポン酢醤油をからめる。
3. 青じそを敷いた器に盛りつける。

［ 286kcal/1人分 ］

ブリは鉄、ビタミンB1、B2、B6が豊富です。ブリの代わりにイワシを開いたものや、アジの3枚おろしで作っても美味。

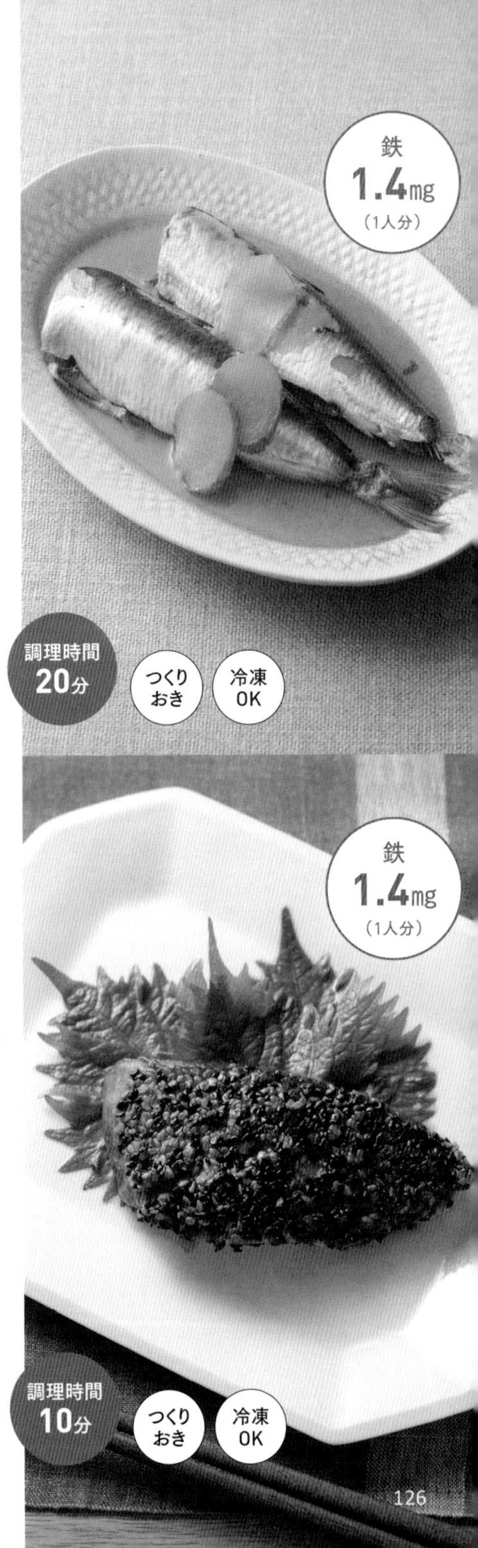

鉄
3.7mg
（1人分）
つくりおき
調理時間
15分

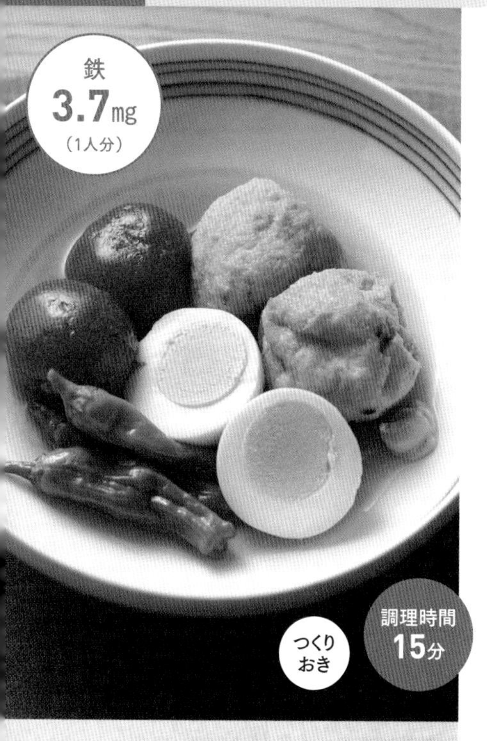

さっと火が通る食材ですぐ完成。

がんもどきと ゆで卵のおでん風

》材料（2人分）

がんもどき … 小4個
ゆで卵 … 2個
ミディトマト … 4個
しし唐辛子 … 4本
だし汁 … 2カップ
醤油・みりん … 各大さじ1
からし … 少々

》作り方

1. ミディトマトは湯むきする（トマトの皮に切れ目を入れ、熱湯につけて水に取って皮をむく。湯むきをするとしっかりだしの味が染みる）。しし唐辛子は破裂を防ぐため爪楊枝で数カ所穴をあける。
2. 鍋にだし汁、醤油、みりんを熱し、がんもどき、ゆで卵、ミディトマトを5分ほど煮て、そのまま冷ます。
3. しし唐辛子を加えて再び温める。器に盛り、からしを添える。

[273kcal/1人分]

鉄
6.6mg
（1人分）
冷凍OK
つくりおき
調理時間
20分

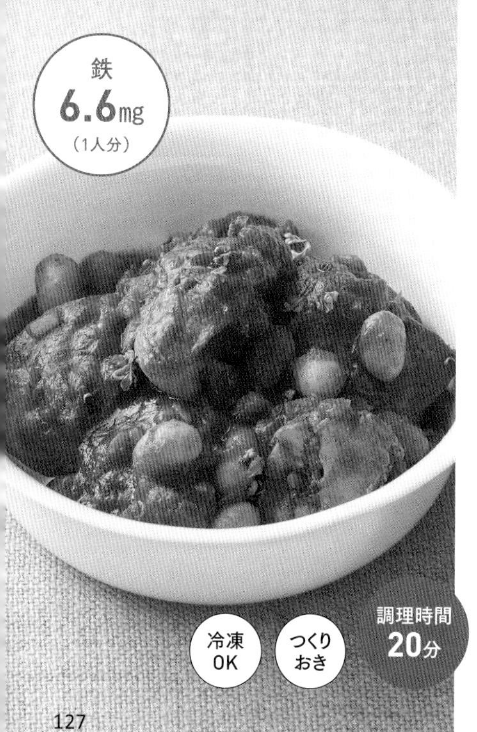

つくりおきして少しずつ食べやすい。

鶏レバーと大豆のトマト煮

》材料（2人分）

鶏レバー … 120g
蒸し大豆 … 50g
玉ねぎ … 1/4個
トマト缶（つぶす）… 1/2缶
オリーブ油 … 大さじ1
にんにく（みじん切り） … 1かけ
コンソメ（顆粒）… 小さじ1
塩・こしょう … 少々
パセリ（みじん切り）… 少々

》作り方

1. 鶏レバーは血抜きをして食べやすい大きさに切る。玉ねぎはみじん切りにする。
2. フライパンにオリーブ油、にんにくを熱し、香りが立ってきたら玉ねぎを加えて炒める。しんなりとしたら鶏レバーを加えて、色が変わったら蒸し大豆、トマト缶、コンソメを加えて5分程度煮込む。
3. 塩・こしょうで味を調え、パセリを振る。

[209kcal/1人分]

食べる投資 7

男性ホルモンを増やすおかず

大和いもや長いも、里いもなど粘り気のあるいも類にはDHEAの材料が豊富に含まれます。DHEAの分泌元である副腎の老化を防ぐアボカドのレシピも併せてご紹介します。

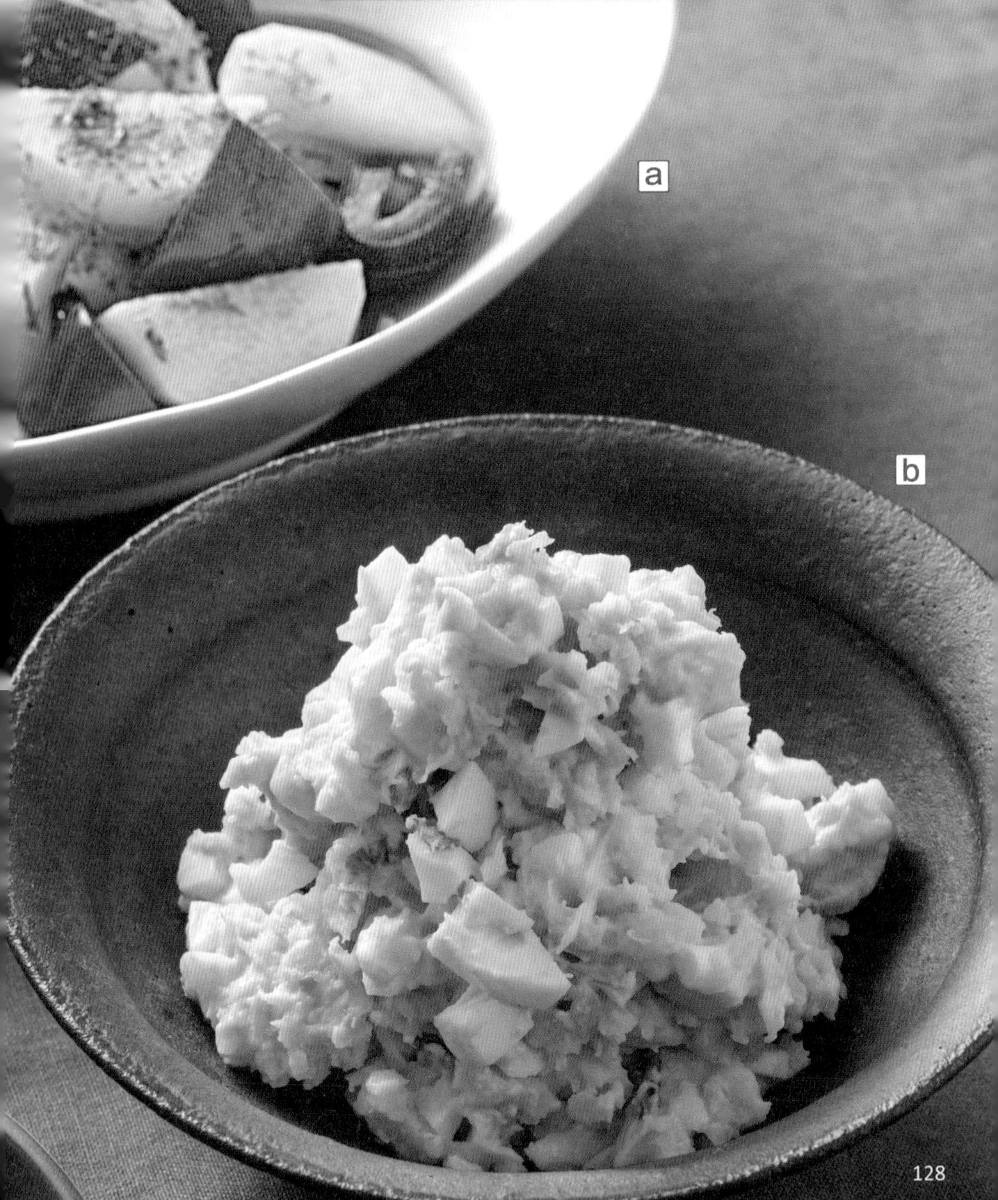

a

b

長いものサクッとした歯ごたえを楽しめます。

a 長いもとパプリカの煮浸し

調理時間 10分

つくりおき

》材料（2人分）

長いも … 150g
赤パプリカ … 1/2個
だし汁 … 1カップ
醤油・みりん … 各小さじ2
青のり … 少々

》作り方

1. 長いもは半月切り、赤パプリカは大きめの乱切りにする。
2. 鍋にだし汁、醤油、みりんを入れて煮立て、長いも、パプリカを加えて煮る。
3. 器に盛りつけ、青のりを振る。

［ 74kcal/1人分 ］

手軽に栄養プラス

山いも、長いも、大和いもの違い

山いもは長いも・大和いも・自然薯を含む「ヤマノイモ科」に属するいも類の総称。すりおろしたときの粘りの強さが異なりますが、栄養価に大きな違いはありません。カリウムや食物繊維も豊富です。

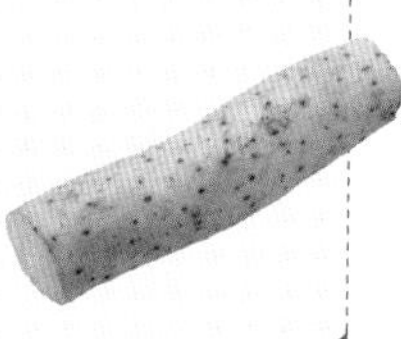

ゆずこしょうの風味をピリッときかせた。

b 里いもの和風ポテトサラダ

調理時間 10分

つくりおき

》材料（2人分）

里いも … 4個
小ねぎ（小口切り）… 1本
ゆで卵 … 1個
マヨネーズ … 大さじ2
ゆずこしょう … 小さじ1/2
醤油 … 小さじ1

》作り方

1. 里いもは電子レンジ（600W）で4分程度加熱し、つぶす。ゆで卵は粗く刻む。
2. 全ての材料を合わせて和える。

［ 176kcal/1人分 ］

時短でおいしく

里いもは冷凍保存を活用

里いもは冷凍保存向きの食材。味や食感の劣化はさほどありません。皮をむいて、生でも加熱後でも冷凍可能です。使う際は電子レンジで解凍するか、凍ったまま調理します。

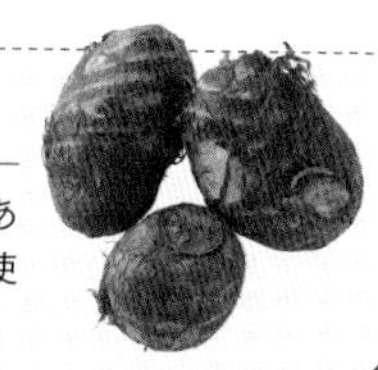

ほっとする素朴な味わい。

里いもと
鶏ひき肉の炒め物

≫ 材料（2人分）

里いも … 4個
鶏ひき肉 … 160g
ごま油 … 小さじ1
醤油・みりん … 各大さじ1/2

≫ 作り方

1. 里いもは電子レンジ（600W）で4分程度加熱し、ひと口大に切る。
2. フライパンにごま油を熱し、鶏ひき肉をぽろぽろになるまで炒める。
3. 里いもを加え、脂が回ったら、醤油・みりんを回し入れてからめる。

[228kcal/1人分]

調理時間 10分　つくりおき　冷凍OK

にんにく＋タンパク質もテストステロン増強に。

長いもとオイルサーディンの
ガーリック炒め

≫ 材料（2人分）

長いも … 150g
オイルサーディン … 1缶（75g）
にんにく（みじん切り）… 1かけ
唐辛子（斜め半分に切る）… 1本
パセリ（みじん切り）… 少々
オリーブ油 … 小さじ1

≫ 作り方

1. 長いもは棒状に切る。オイルサーディンは汁気を切って粗くほぐす。
2. フライパンにオリーブ油、にんにくを熱し、香りが立ってきたら長いもを炒め、オイルサーディン、唐辛子を加えて炒め合わせて、パセリをたっぷり振る。

[207kcal/1人分]

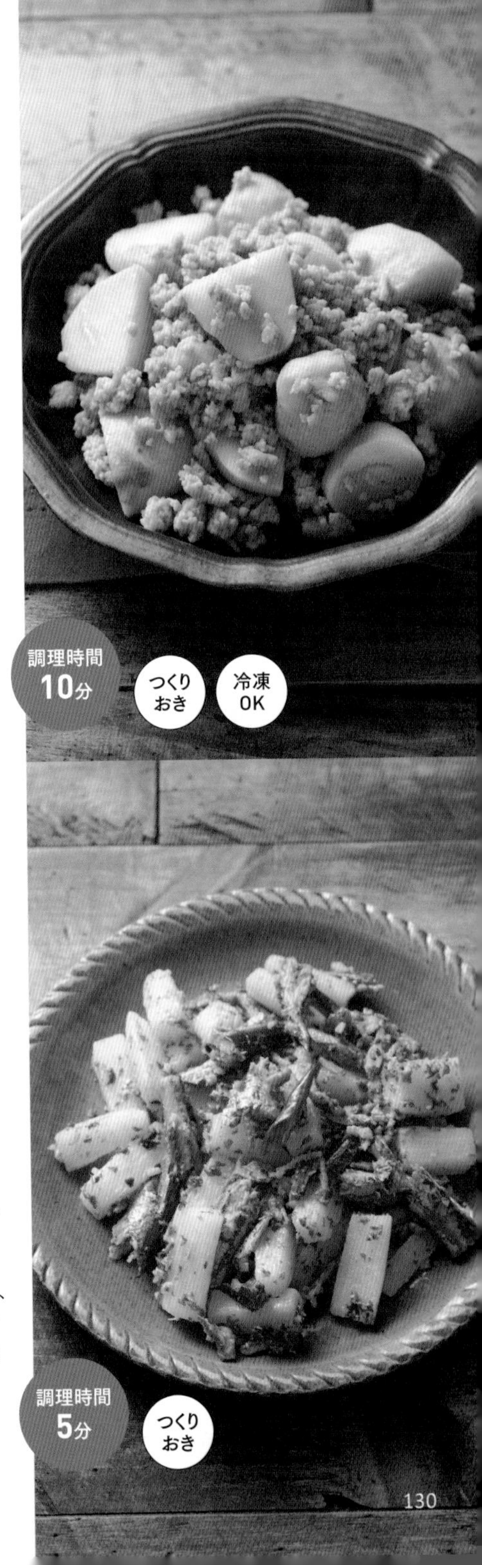

調理時間 5分　つくりおき

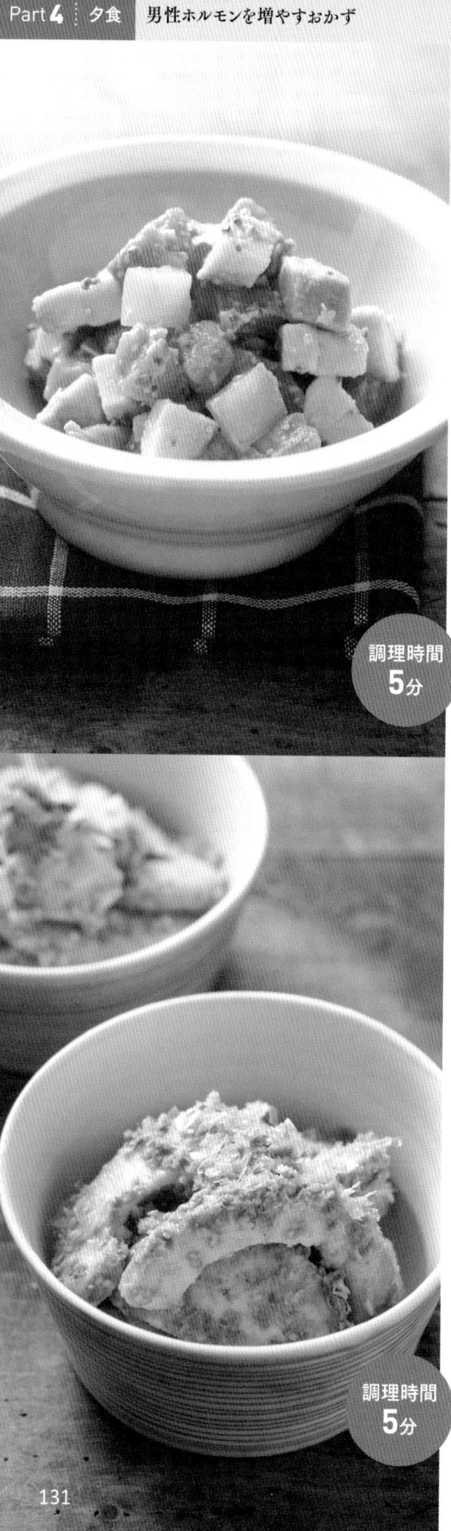

切って和えるだけで完成！

アボカドとサーモンの粒マスタード和え

》材料（2人分）

アボカド … 1個
サーモン … 160g
黄パプリカ … 1/4個
粒マスタード … 小さじ2
オリーブ油 … 小さじ1

》作り方

1. アボカドとサーモンはさいの目切り、黄パプリカは角切りにする。
2. 全ての材料を合わせて和える。

［ 360kcal/1人分 ］

和食にも洋食にも合わせやすい副菜です。

アボカドのごまおかか和え

》材料（2人分）

アボカド … 1個
すり白ごま … 大さじ1
かつお節 … 小1/2袋
ポン酢醤油 … 大さじ1

》作り方

1. アボカドは食べやすく切り、すり白ごま、かつお節を合わせ、ポン酢醤油で和える。

［ 157kcal/1人分 ］

食べる投資 10

良質の睡眠にグリシン豊富なおかず

良質の睡眠を導くグリシンを豊富に含んだおかずをご紹介します。
エビやイカ、あさりなどを使い、
ボリュームたっぷりに仕上げた、主菜になる品です。

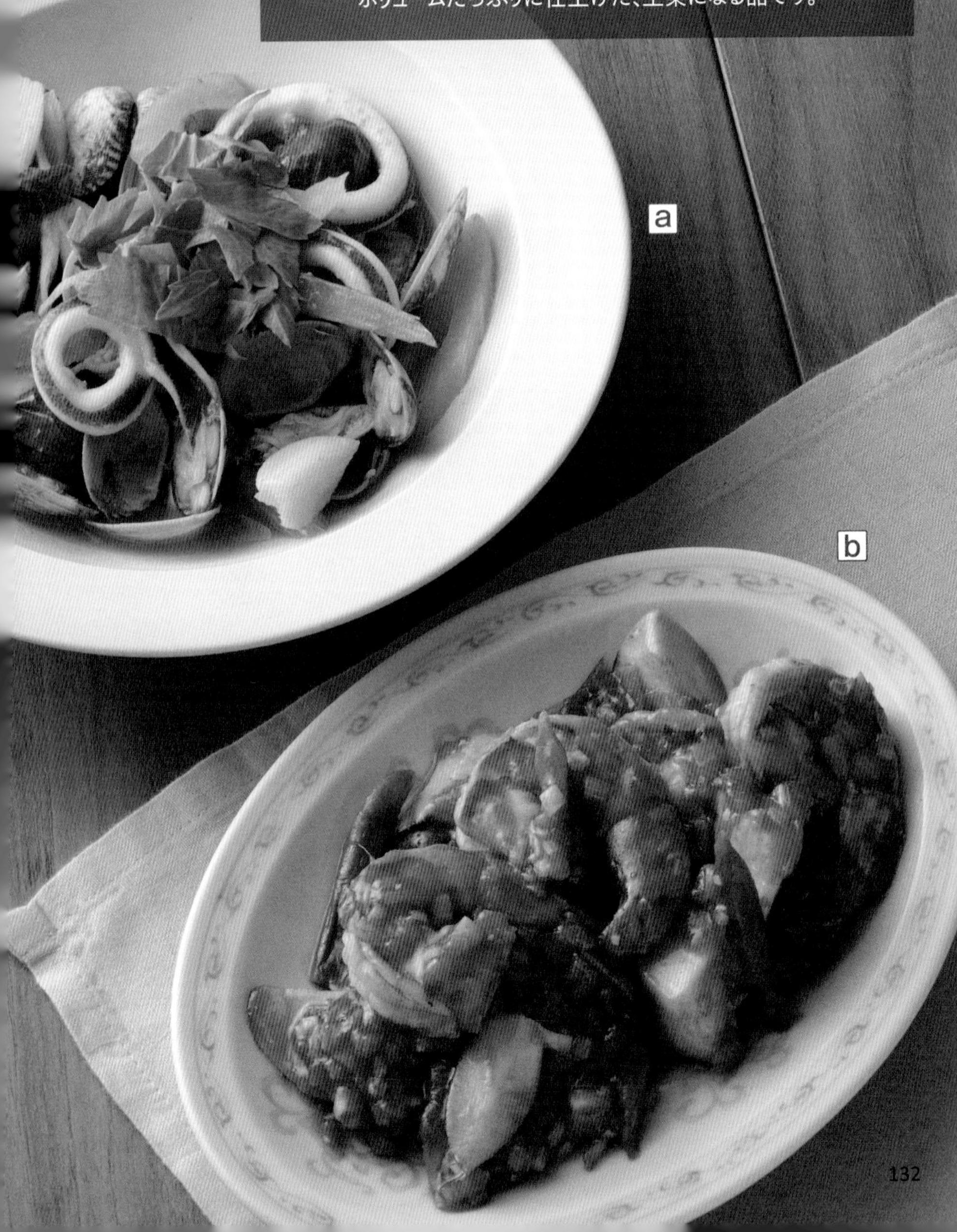

トマトの甘味と酸味が魚介の旨味と合います。

a イカとアサリのワイン蒸し

調理時間 10分

》材料(2人分)

イカ … 大1杯(正味200g)
アサリ … 150g
セロリ … 1/2本
ミニトマト … 6個
にんにく(つぶす) … 小1かけ
オリーブ油 … 大さじ1
白ワイン … 1/4カップ
塩・こしょう … 各少々

》作り方

1. イカの胴は輪切りにし、足は3cm長さに切る。アサリは砂抜きをする。セロリの葉はざく切り、軸は斜め薄切りにする。ミニトマトはヘタを取って穴をあける。
2. フライパンにオリーブ油とにんにくを熱する。香りが立ってきたら、イカ、アサリ、セロリの軸、ミニトマトを加える。白ワインを回しかけ、ふたをして蒸し焼きにする。
3. アサリの殻が開いたらアルコール分を飛ばし、塩・こしょうで味を調える。セロリの葉少々を散らす。

[164kcal/1人分]

エリンギを乱切りにして食べごたえをアップ。

b エビとエリンギのチリソース炒め

調理時間 15分

》材料(2人分)

エビ … 10尾
エリンギ … 大1本(60g)
長ねぎ … 1/2本
さやいんげん … 5本
しょうが(みじん切り) … 小1かけ
唐辛子(小口切り) … 5～6個
油 … 大さじ1と1/2
A ケチャップ … 大さじ2
 酢・砂糖 … 各小さじ2
 醤油・みそ … 各小さじ1
 水 … 1/4カップ
 片栗粉 … 小さじ1

》作り方

1. エビは殻をむいて背ワタを取る。エリンギは乱切り、長ねぎはみじん切りにする。さやいんげんはゆでて斜め切りにする。Aは合わせておく。
2. フライパンに油を大さじ1を熱し、エビ、エリンギを焼いて取り出す。
3. 2のフライパンに残りの油を加え、長ねぎ、しょうが、唐辛子を炒める。香りが立ってきたらAを加えて炒める。沸々としたら2を戻し、さやいんげんを加え、絡める。

[232kcal/1人分]

手軽に栄養プラス

魚介に豊富なグリシン

エビやイカ、アサリにはグリシンが豊富です。その他、甘エビやブラックタイガー、ホタルイカやホタテ貝、ハマグリも同様です。ビタミンCが摂れる野菜を組み合わせるのがおすすめです(➡p.32)。

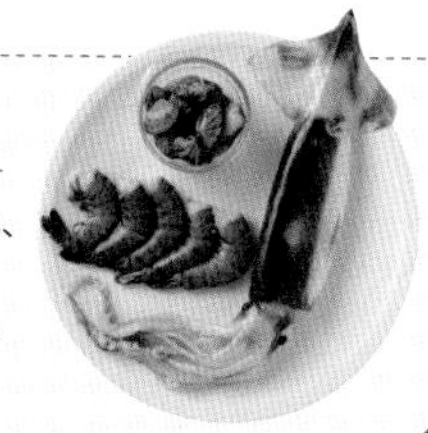

おわりに

私たちの体は、食べたものからできています。

突然ですが、あなたはこれまでの人生でいったい何食、食べたきたかを数えたことはありますか？　1日3食、1カ月で約90食、1年で約1000食、そこに年齢を掛ければ、それがこれまでの食事のおおよその回数。この食事が今の体を作ってきました。

改めて数えると、私たちは食べたものからできていることを、実感できるのではないでしょうか。

一食のインパクトは小さくても、毎日の積み重ねが、私たちのこれから先の体を作っていきます。ひとつひとつの小さな選択が、心身の健康と不健康を確実に分けていきます。

食事は、これだけを食べれば良いというものも、食べてはいけないものもありません。肉を食べ過ぎたり、揚げ物を楽しむ日があったり、たまには食べる楽しみを優先する日があってもよいのですが、頻度や量が増えすぎないことが大事です。手作りが負担になる日は、外食や中食も利用しましょう。目的は、手の込んだものをきちんと作ることではなく、3度の食事内容を、少しでも健康投資につながるものに整えていくことです。

「食」という字は、人を良くする、と書きます。食の選択や習慣は、とても大事なものです。

本書では、簡単に作れて、食べ飽きないおいしさで、毎日続けやすいレシピをご紹介しています。ご自分の定番になる料理を見つけて頂ければ、これに勝る喜びはありません。

2021年4月

牧野直子

野菜・果物（加工品含む）

きのこ・海藻

魚介（加工品含む）

肉（加工品含む）

豆・大豆製品、卵

穀類（米･パン･麺）

その他

た

な

ま

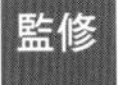

満尾 正（みつお・ただし）

満尾クリニック院長／医学博士
日本キレーション協会代表、米国先端医療学会理事、日本抗加齢医学会評議員

1982年、北海道大学医学部卒業。内科研修を経て杏林大学救急医学教室講師として救急救命医療に従事。ハーバード大学外科代謝栄養研究室研究員、救急振興財団東京研修所主任教授を経た後、日本初のキレーション治療とアンチエイジングを中心としたクリニックを2002年赤坂に開設、2005年広尾に移転、現在に至る。
主な著書に『世界の最新医学が証明した 長生きする食事』『食べる投資 ハーバードが教える世界最高の食事術』（小社刊）、『世界最新の医療データが示す 最強の食事術』（小学館）、『医者が教える「最高の栄養」』（KADOKAWA）など多数。

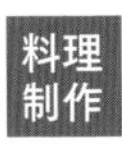

牧野直子（まきの・なおこ）

管理栄養士／料理研究家

女子栄養大学卒業後、2004年に（有）スタジオ食（くう）を設立。「より健康になるための食生活や栄養の情報提供」「家族みんなが楽しめる、身体に優しい、簡単で美味しいレシピの提案」をモットーに指導。生活習慣病やダイエットを中心に、テレビなどのメディア出演、著書の執筆、料理教室や講演会、メニュー開発など、幅広く活躍中。著書も多数あり、近著に、『知って驚く ファイトケミカル 健康野菜大全』（石原結實との共著、KADOKAWA）、料理制作に『内臓脂肪もスッキリ落ちる やせる！糖質オフ決定版』（永岡書店）、『2品おかずで塩分一日6g生活』（女子栄養大学出版部）。監修に『眠れなくなるほど面白い 図解 栄養素の話』（日本文芸社）など。

アチーブメント出版
[　twitter　] @achibook
[Instagram] achievementpublishing
[facebook] http://www.facebook.com/achibook

食べる投資
ハーバードが教える世界最高の栄養レシピ100

2021年（令和3年）5月2日　第1刷発行

監修者	満尾 正
発行者	塚本晴久
発行所	アチーブメント出版株式会社 〒141-0031　東京都品川区西五反田2-19-2 荒久ビル4F TEL 03-5719-5503／FAX 03-5719-5513 http://www.achibook.co.jp

料理制作・栄養計算	牧野直子、徳丸美沙
装丁・本文デザイン	ごぼうデザイン事務所
撮影	石田健一
スタイリング	小坂 桂
執筆協力	鈴木彩乃
校正	株式会社ヴェリタ
印刷・製本	株式会社光邦

ISBN 978-4-86643-079-9

10万部突破のベストセラー

ハーバードで栄養学を研究し、
日本初のアンチエイジング専門クリニックを開設した満尾正医師が教える、
ハイパフォーマンスを実現する食事術。
本当に正しい最新の栄養学をもとにした「食事という投資」で、
ストレスに負けない精神力、常に冴えわたっている思考力、
不調、痛み、病気と無縁の健康な体という最高のリターンを得る方法。
本書で紹介しきれなかった知見を、あますところなくお伝えします。

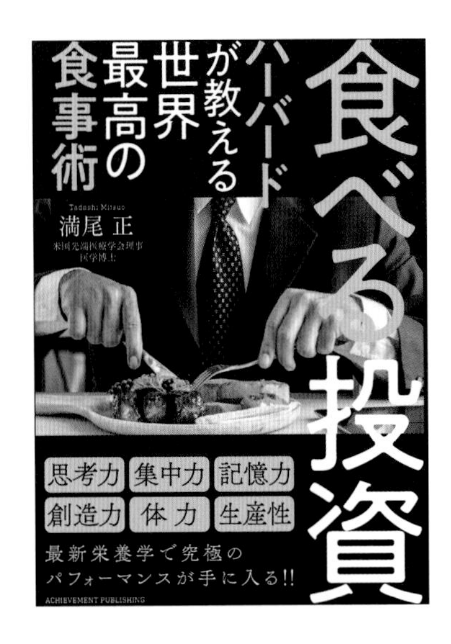

食べる投資
ハーバードが教える
世界最高の食事術

著者：満尾正
定価1485円（税込）
四六判・並製本・200頁
ISBNコード
978-4-86643-062-1

第1章
最大リターンを得る投資は「食事」である
現代人には栄養という投資が足りない
ビタミン・ミネラルの摂取で
栄養状態の最適化を目指す　…など

第2章
実践　投資になる食事
さっと作れる納豆のおかず
食物繊維おかずをつくりおきにする
…など

第3章
パフォーマンスを最大化する食事術
血糖値をコントロールする食べ方
睡眠の質を高める食事術
…など

第4章
食べない投資
体内の脂肪を分解する、適切な糖質制限
お酒の飲み過ぎに注意すべき体質
…など